大学生应急救护指导

主　编◎周鸣鸣　王建军
主　审◎励建安

DAXUESHENG
YINGJI JIUHU ZHIDAO

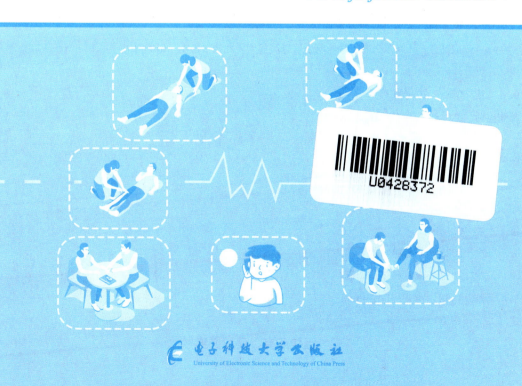

电子科技大学出版社
University of Electronic Science and Technology of China Press

图书在版编目（CIP）数据

大学生应急救护指导 / 周鸣鸣，王建军主编. -- 成都：电子科技大学出版社，2022.6
ISBN 978-7-5647-9680-8

Ⅰ.①大… Ⅱ.①周… ②王… Ⅲ.①急救－高等学校－教材 Ⅳ.① R459.7

中国版本图书馆 CIP 数据核字（2022）第 080754 号

大学生应急救护指导
DAXUESHENG YINGJI JIUHU ZHIDAO

周鸣鸣　王建军　主　编

策划编辑	杜　倩　刘　愚	
责任编辑	刘　愚	

出版发行	电子科技大学出版社
	成都市一环路东一段 159 号电子信息产业大厦九楼　邮编　610051
主　　页	www.uestcp.com.cn
服务电话	028-83203399
邮购电话	028-83201495
印　　刷	三河市良远印务有限公司
成品尺寸	185mm×260mm
印　　张	13
字　　数	324 千字
版　　次	2022 年 6 月第 1 版
印　　次	2022 年 6 月第 1 次印刷
书　　号	ISBN 978-7-5647-9680-8
定　　价	48.00 元

版权所有，侵权必究

编委会

主　编　周鸣鸣　王建军
主　审　励建安
副主编　杨小仙　王　芳　谢玉宝
　　　　　谢大静　马珍珂　袁云华
参　编　陈　思　宋绍征　顾乐盈　罗珍平
　　　　　李　玲　康宏伟　俞　玮　杨梦雪
　　　　　潘生强　唐　凤　周　云　杨　颖
　　　　　王梦佳　姚宏雯　李章彰　游心怡
　　　　　姚　乐　王海欣　刘　艺　吴立雪　邓　倩

前 言
PREFACE

《国家中长期教育改革和发展规划纲要（2010—2020年）》明确指出，重视安全教育、生命教育、提高学生综合素质是国家教育发展的战略主题。

《大学生应急救护指导》一书重点介绍了应急救护的基本知识、徒手心肺复苏、创伤救护、常见急症的应急处理、常见意外伤害的应急处理、突发事件时的应急救护、社会安全防护、心理急救等救护知识，内容涵盖遇到险情如何求救与报警、如何用科学简单的方法保护生命安全等，同时，还介绍了一些简单易学的避险逃生、自救互救的策略和方法，以及应急防护技巧。应急救护的基本知识与技能就是校园安全教育、生命教育的重要内容，同学们在学习急救知识与技能的时候，救助的意识与理念不经意间会得到强化，掌握基本急救技能还有利于同学们自身道德与综合素质的提升。

本教材条理清晰，内容丰富，以素质为核心，以能力为目标，重在知识和技能的实际灵活应用。各章节设置"学习目标""知识链接""思考练习"等模块，教材以现场急救理念、方法和技巧为基准，用简洁朴实、深入浅出的语言阐述了现场急救的基本知识和技能，并配以部分案例、操作图解等内容。本教材添加了二维码新形态教材扫码学习的内容，体现了教材的新颖性、可读性和实用性。

本教材既可作为高等职业院校救护指导类教学用书，也可作为相关人员的自学参考用书。

本书由无锡太湖学院健康与护理学院和江苏省南通卫生高等职业技术学校合作编写，编写过程中参考了许多相关的文献资料，在此对原作者表示衷心的感谢。由于时间仓促，精力有限，书中难免存在一些不足，敬请广大师生和读者批评和指正，在此深表感谢。

无锡太湖学院健康与护理学院　周鸣鸣
江苏省南通卫生高等职业技术学校　王建军

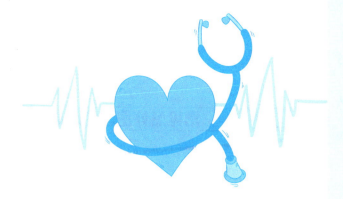

目录 CONTENTS

第一章　应急救护概论 /1
第一节　认识应急救护 /2
第二节　救护的原则与程序 /3
第三节　应急救护的注意事项 /8
第四节　现场伤者的检测与分类 /11

第二章　徒手心肺复苏 /16
第一节　心肺复苏生存链 /17
第二节　基本生命支持 /23
第三节　心肺复苏操作技术 /25
第四节　自动体外除颤器（AED）/35
第五节　气道异物梗阻急救方法 /37

第三章　创伤救护 /43
第一节　创伤应急救护 /44
第二节　创伤出血与止血 /47
第三节　创伤包扎技术 /53
第四节　创伤骨折固定 /63
第五节　关节脱位与扭伤 /71
第六节　伤员的搬运救护 /72
第七节　特殊创伤的应急救护 /82

第四章　常见急症的应急处理 /85
第一节　晕厥、休克患者的应急救护 /86
第二节　癫痫发作患者的应急救护 /90
第三节　脑卒中患者的应急救护 /92
第四节　糖尿病急症患者的应急救护 /94
第五节　急性冠状动脉综合征患者的应急救护 /97
第六节　猝死的认识与急救 /98

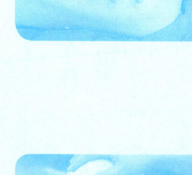

第五章　常见意外伤害的应急处理/101

第一节　交通事故伤者的应急救护 /102
第二节　烧、烫伤者的应急救护 /103
第三节　中暑患者的现场救护 /106
第四节　电击伤患者的应急救护 /109
第五节　淹溺患者的应急救护 /111

第六章　突发事件时的应急救护/116

第一节　自然灾害的应急救护 /117
第二节　灾难事故的应急救护 /130
第三节　公共卫生事件的应急救护 /137
第四节　核生化伤害的应急救护 /144

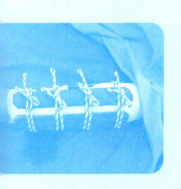

第七章　社会安全防护/150

第一节　信息安全防护 /151
第二节　公共场所安全防护 /158
第三节　经济安全事件 /164
第四节　防范性侵害 /170
第五节　认识恐怖袭击 /174

第八章　心理急救/178

第一节　心理危机概述 /179
第二节　心理危机的自我应对 /183
第三节　心理急救与援助 /187

附　录　/196

附录一　配置应急包 /196
附录二　遇险求生技能 /197

参考文献　/200

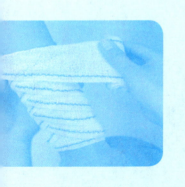

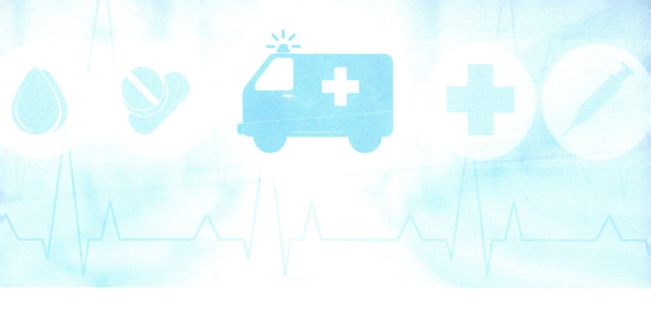

第一章 应急救护概论

章节导读

在各种环境中,救护员都应在保证自身安全的情况下,冷静采取救护措施,在专业人员到达现场之前及时实施应急救护。我们不仅要学习培训课程,同时也应注重实际救护能力的培养,定期反复练习以提高应急救护技能的实际运用能力。

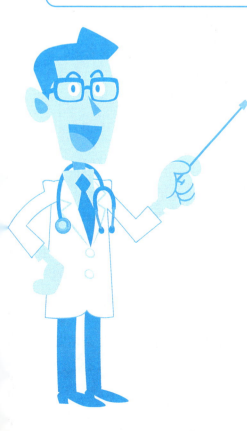

学习目标

熟悉应急救护的特点和目的。
掌握救护的原则与程序。
掌握现场伤者的检测与分类。

第一节　认识应急救护

一、应急救护概述

（一）应急救护的含义

应急救护又称现场急救，指在事发现场，以基本的医学原则为基础，对伤病员实施及时、有效的初级救护和心理救助活动（图1-1）。

应急救护的主要理念如下：

（1）不能单纯地等待医护人员或专业人员到现场抢救。

（2）每一个人都应该快速寻求或进行合理的自救、互救和他救。

（3）奉献爱心，保己救人。

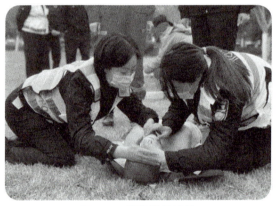

图1-1　应急救护演练

（二）应急救护的任务

应急救护主要任务是：尽可能在第一时间对伤病者实施救护；迅速启动救援医疗服务系统（EMSSS），使伤病者尽快得到专业人员的救治，并以最快的速度送至医疗机构。

二、应急救护的特点和目的

（一）应急救护的特点

应急救护是院前急救的重要组成部分。灾害事故或突发疾病的现场情况可能复杂多变，

第一章 应急救护概论

缺乏专业人员及救护材料（器材）等，往往在数分钟内就会危及伤病员的生命，所以应急救护要力争在最短的时间内实施，以最快的速度采取对伤病员有效的救护措施。

（二）应急救护的目的

1. 挽救生命

在现场采取任何急救措施的首要目的是挽救伤病员的生命。

2. 防止恶化

尽可能防止伤病继续发展和产生继发损伤，以减轻伤残程度和降低死亡率。

3. 促进恢复

救护要有利于伤病的后期治疗及伤病员身体和心理的康复。

第二节 救护的原则与程序

一、掌握应急救护的基本原则

案例

一个周末的下午，大学生小丰骑车回校，途经一河流时，发现有人坠入河中。不会游泳的小丰，犹豫了一下以后，毅然跳入河中救人。你认为小丰做得合理吗？是否有悖于急救的原则和程序？

（一）安全原则

救护人员在镇定、观察、评估的基础上，要努力确保自身与伤病者的安全。如果环境不安全，要先抢后救。如在有火险、毒气等情况下，应先让伤病员脱离险情，再实施急救。但在一般情况下，不要轻易搬动伤病员。

（二）急救与呼救并重

呼救求援要及时，尤其是遇到成批伤病员时，要充分利用可支配的人力、物力协助救护。急救与呼救几乎同时进行。

（三）先救命后治伤

在现场，命与伤的救治过程中，以救命为优先，果断实施救护措施。即在大量伤病员出现时，有的伤病员有危及生命的体征，如呼吸或心跳停止、大出血、开放性气胸等，要先实施抢救。

（四）先止血，后包扎，再固定

先对伤病员进行止血，尤其是大出血伤病员，然后进行包扎和固定。

（五）先重后轻，先近后远

遇到危重的和较轻的伤病员时，优先抢救危重者，后抢救病情较轻的伤病员。伤情相当的，则先救较近的，再救护较远的，不要舍近求远而耽误了抢救时间。

（六）先急救后转运

遇到伤病员，要先救后送。在送的途中，不要停顿抢救措施，继续观察病情变化，快速平安到达目的地。

（七）救命治伤与心理救助结合

由于突发疾病或意外伤害，患者往往没有足够的心理准备，可能出现紧张、恐惧、焦虑、忧郁等各种心理反应。此时，急救人员应保持镇静，这样可以使患者产生一种心理慰藉和信任，同时进行疏导，尽量减轻伤病者的身心痛苦。

二、应急救护的程序

应急救护的基本程序和优先次序是从无数的应急救护实践中总结、分析、提炼出来的，体现了应急救护的普遍性、规律性、针对性和实效性。若在急救中不按照基本程序，和优先次序执行急救的效率就会大大降低，甚至会遭到严厉的惩罚。

（一）现场急救的一般步骤

现场急救应遵循迅速、灵活、准确的基本原则，一般步骤如下：

1. 评估现场

迅速通过眼睛观察、耳朵听声、鼻子闻味，实地感受和思考，在数秒钟内完成对现场的评估。评估现场主要包括三方面内容：

（1）现场情况。评估伤病员是否仍身处险境、引起意外的原因、可用资源、需何种支援等。

（2）安全保障。重点是确保自身安全，清楚自己能力的极限，以免使伤病员及自身陷入险境，应尽量确保安全现场急救。例如，在切断现场电源的情况下，才可对触电者进行现场急救。

（3）做好个人防护。尽可能使用个人防护用品，如呼吸膜、医用手套等，以阻止病原体或毒物进入身体。同时要规范使用防护用品。

2. 及时呼救救援

应及时呼救，寻求援助，迅速启动 EMSS。

3. 基本检查

主要检查能致命的因素，如意识、呼吸、脉搏、大量出血及复杂骨折等。

4. 将伤者分类

伤者一般分成四类：轻伤员，可行走者；重伤员，仍可短暂等候，而不危及生命或导致肢体残缺；危重伤员，危及生命者；致命伤员，已死亡者。

5. 按优先次序进行急救

危重伤为第一优先，重伤为第二优先，轻伤为第三优先，致命伤后续处理。

6. 脱离现场，安全转运

伤病者经过现场急救后，根据伤病情况许可，应迅速转运，必要时派人监护，尽早脱离现场，安全送至医疗机构。

（二）国际救助优先排序

当现场伤者众多，而急救人员又不足时，救护员要按"优先原则"对伤病员进行处理。需要用到伤情识别卡来标记，危重病人用红牌标记，伤情较重的病人用黄牌标记，普通病人用绿牌标记，已经死亡的患者用黑色标记（图 1-2）。病人入院救治时，医生会在第一时间对患者进行初检、编号、按伤情程度系上不同颜色的臂环，然后按照不同颜色的臂环分列救治情不同的患者。

1. 第一优先——危重伤员

危重伤（及时治疗即有机会可生存），用红色标记牌标记。危重伤主要包括：气道阻塞或呼吸停止，心跳停止，头部严重受伤导致人事不省，严重休克，大出血，开放性骨折而远端不能触摸到脉搏，不稳定的颈椎受伤，严重挤压伤，内脏损伤，张力性气胸，严重烧伤及大面积烧伤（超过 30%）等。

2. 第二优先——重伤员

重伤员（可短暂等候而不危及生命或导致肢体残缺），用黄色标记牌标记。重伤主要包括：脊椎受伤、中量失血、复杂性或开放性骨折、非窒息性胸腔创伤及中度烧伤等。

3. 第三优先——轻伤员

轻伤员（通常可自行走动、没有严重创伤，其损伤可延迟治疗，大部分可在现场完成治疗而不需送院），用绿色标记牌标记。轻伤主要包括：无昏迷、休克的头颅损伤或软组织伤，简单骨折，扭伤及轻度烧烫伤等。

4. 第四优先——致命伤员

致命伤员，用黑色标记牌标记，按有关规定对死者进行处理。致命伤包括：无脉搏超过20分钟，烧焦的尸体及躯体残缺的伤者等。

需要注意的是，应对重伤员每5分钟、轻伤员每15分钟进行一次检查，包括瞳孔反应、气道、呼吸及循环体征等。

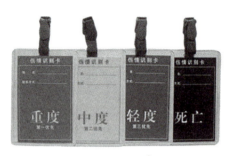

图1-2 伤情识别卡

> **小贴士**
>
> 现场急救常见误区：
>
> ◆未对现场安全状况进行评估而贸然进行急救。
>
> ◆对现场的评估和巡视时间过长，耽误了急救。
>
> ◆未做检伤分类。
>
> ◆现场处理耗时过长，未能迅速而有效地处理威胁生命的伤害。
>
> ◆伤病员运送未遵照优先原则。
>
> ◆运送安排无序而导致医疗资源分配不均，或耽误急救。
>
> ◆指挥不力，决策执行不明确。
>
> ◆与其他救援团队沟通不良。

 知识链接

如何有效实施救援

确认现场和自身安全、迅速判断伤员伤病情况、寻求他人帮助、及时拨打急救电话，沉着、正确地救护伤员是救护员要完成的任务。在伤员较多时，要在防止自己受到伤害和感染的同时，分清伤员轻重缓急，先后进行合理急救，危重伤员不宜移动。要认真倾听伤

第一章 应急救护概论

员诉说，平稳对话安慰，告知伤员救护步骤。寻求帮助，明确而简短地下达拨打急救电话等合作指令。遵守上述基本原则，并实施以下应急救护程序。

判断现场环境是否安全。

初步检查和评估伤员的伤情（表1-1）：检查反应、检查气道、检查呼吸、检查循环、检查清醒程度、充分暴露和保护受伤部位。

及时拨打急救电话：简短说明伤员所在地点、伤员人数和年龄、受伤时间和原因、伤员表现、联系电话和姓名等。

表1-1 正常生命体征表

伤员	呼吸（每分钟）	脉搏（每分钟）	体温（腋测法）	血压
成人（12岁及以上）	12～20次	60～100次	36～37℃	收缩压90～139米mHg 舒张压60～89米mHg
儿童（1～12岁）	16～30次	80～120次	36～37℃	不同年龄血压公式 收缩压=80+年龄×2 舒张压=2/3收缩压
婴儿（1岁以下）	20～40次	120～140次	36～37℃	

现场应急救护流程如图1-3所示。

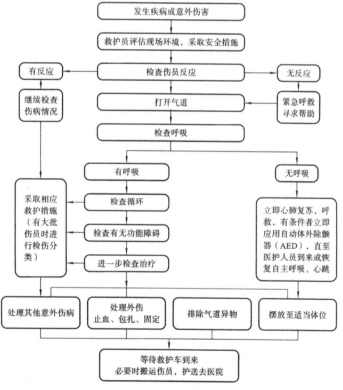

图1-3 现场应急救护流程图

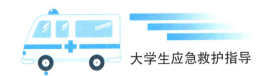

大学生应急救护指导

第三节　应急救护的注意事项

一、大批伤病员的救护

重大事故现场常有大批伤病员等待救援，急救人员不足时，要按照国际救助优先原则（简明检伤分类法）救护伤病员。

应用简明检伤分类法可以区分伤病员的轻重缓急，按伤病的紧急程度进行救护，使危重而有救治希望的伤病员得到优先处理。检伤分类应由医务人员或经过有关培训的救护员施行，通过初步的身体检查、评估将危重伤病员筛选出来。伤病员的分类应以醒目的标志卡表示。标志卡的颜色采用红、黄、绿、黑四色系统。医务人员或救护员根据伤病员标志卡的颜色即可知道救治或转运顺序。

对伤病员进行初次检伤分类后，还要在不同时段对伤病员进行反复检查和记录，并比较前后检查结果的动态变化，对伤病情进行再评估。

重大事故会对周围环境产生严重影响，如伤病员很多，现场混乱，需要专门的应急机构调集有关的急救资源，实施救援。作为非医疗专业人员，这时可以做的是呼救找人，拨打急救电话，记录事故发生的情况（如火灾、交通事故）等。

 知识链接

SALT 检伤分类法

目前国际上使用的另一种检伤分类方法为 SALT 检伤分类法，SALT 检伤分类方法将患者分成几大类，用不同的颜色标记。分类如下：

Immediate：亟须抢救者（红色）

Delayed：可延迟处理者（黄色）

分钟 imal：轻微伤者（绿色）

Expectant：姑息治疗者（灰色）

Dead：死亡者（黑色）

姑息治疗者（灰色）：此类患者在现有医疗资源下存活率很低，如可用资源增多，这些患者很可能被分配到亟须抢救者（红色）组。反之如缺少相关资源或技术，亟须抢救者

第一章　应急救护概论

组（红色）也可能重新分至姑息治疗者组（灰色）。因此，检伤分类是一个动态的过程，动态评估至关重要。

姑息治疗者也包括那些即使全力抢救也很难存活的患者。在大规模伤亡事件中，应将资源用于其他生存率更高的患者，此类患者将在最后接受治疗和转运。

然而需要注意的是，不应忽视该类患者，应尽可能使用资源来复苏，对复苏措施有反应的潜在可挽救患者应及时重新评估，而那些确实无法挽救的人员也应得到人道主义关怀和护理。

二、重伤病员体位

为了维护伤病员的生命安全，促进伤病的恢复，在救护车到来前，应将重伤病员放置于适当的体位，并随时检查、记录伤病员的清醒程度、呼吸和脉搏。

（一）复原体位

复原体位适合意识不清，但有正常呼吸，且不怀疑有脊柱损伤的伤病员。复原体位的优点是可防止意识不清的伤病员因舌根后坠或呕吐等引起窒息。复原体位也称恢复体位、稳定的侧卧位等。复原体位的处理方法如下：

（1）救护员跪在伤病员一侧，将同侧的上肢外展，肘部弯曲成直角，置于头外侧。

（2）将对侧的上肢屈曲放在其胸前，手置于其同侧肩部。

（3）将对侧膝部弯曲，脚掌平放于地面。

（4）救护员用一只手拉对侧肩部，用另一只手拉伤病员弯曲的膝部，使其翻转成侧卧。

（5）调整伤病员的头部，使其稍微后仰，并使面部枕于手背上，保持气道通畅。

（6）调整伤病员的下肢，使髋关节和膝关节弯曲置于伸直腿的前方，保持复原体位的稳定。

> **小贴士**
> ◆ 如果伤病员处于侧卧位或俯卧位，可依具体体位处理。
> ◆ 若伤病员戴眼镜，或衣袋里装有较大物件，在翻转前应先将眼镜取下，将物件取出。
> ◆ 当现场只有救护员一人，又必须离开去寻求帮助时，应将伤病员安置为复原体位。
> ◆ 伤病员处于复原体位30分钟以上后，应将伤病员翻转回仰卧位，再翻转至对侧呈复原体位，以免一侧的血管、神经长时间受压。

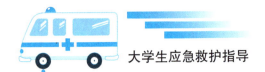

（二）疑有颈椎损伤的体位

若怀疑伤病员有颈椎损伤，在颈椎保持轴位时应尽量使伤病员处于仰卧位，并减少移动。如果仰卧位不能保持气道通畅，或伤病员口腔内有大量分泌物或呕吐物，则可将伤病员置于改良的复原体位（HAINES体位）。改良的复原体位的操作方法如下（伤病员处于仰卧位时）：

（1）救护员跪在伤病员一侧，将对侧的上肢向上伸直，再将其同侧的上肢放在胸前。

（2）弯曲同侧的膝部。救护员一只手承托伤病员头颈部，另一只手推伤病员的髋部或膝部，使其翻转成侧卧。

（3）救护员一只手继续保护伤病员的头颈部，并使一侧面部枕于伸直的上臂上，屈曲的下肢置于伸直腿的前方，保持脊柱成一直线。

（三）俯卧位转为仰卧位

如果伤病员意识不清，且处于俯卧位，应将伤病员翻转为仰卧位，以便于检查呼吸。翻转时，应保持伤病员的头颈和脊柱成一直线。具体处理方法如下：

（1）救护员跪在伤病员一侧，将伤病员双侧上肢向上伸直，将对侧足部搭在同侧小腿上。

（2）救护员用一只手承托伤病员头枕部，用另一只手抓紧对侧腋下，先将伤病员翻转成侧卧位，再缓慢转成仰卧位。

（3）将伤病员向上伸直的双侧上肢放在身体侧面。

（四）孕妇体位

伤病员如果是孕妇，应该首选左侧卧的复原体位或改良的复原体位。

三、报告伤病员情况

救护员应把伤病员的情况记录下来，并告诉前来救援的医护人员，这对进一步的救治有重要意义。记录的内容包括：

（1）伤病员的个人信息，如姓名、年龄和联系方式。

（2）事件发生的情况。

（3）伤病员的检查情况。

（4）应急救护的时间、救护方法和过程。

第一章　应急救护概论

（5）伤病员的反应（清醒程度）、呼吸和脉搏的变化情况。

（6）伤病员是否服用过药物、服用了何种药物，以及用药的方法、时间和剂量。

四、药物、氧气使用原则

（一）药物使用原则

救护员如果接受过协助服用药物的培训，或符合以下条件，可以协助伤病员服用药物。

（1）明确伤病员的疾病和发病时的病情（如心绞痛、哮喘等）。

（2）了解伤病员应服用药物的禁忌证和副作用。

（3）明确伤病员服用该药物是必要的。

（4）严格按照药品说明服用药物，或按照医嘱服用。

（5）药物（没有过期）被伤病员随身携带，伤病员同意救护员帮助服用。服用后，救护员应记录伤病员的姓名，药物名称，服用的剂量、时间和方法。

（二）氧气使用原则

（1）救护员接受过使用氧气的培训。

（2）现场有可供使用的医用氧气。

（3）伤病员出现呼吸急促或胸痛时可以使用氧气。

第四节　现场伤者的检测与分类

在灾难现场，要知道伤病员是危重伤、重伤，还是轻伤、致命伤，必须经过检测与分类，这是排序急救的基础，是现场急救的重要一环。检伤的方法、速度、准度和效率直接影响着急救的成败。

> **案例**
>
> 在郊区一条公路上，载有30余名乘客的公交客车与高速行驶的货车擦撞，客车冲出护栏，滚翻至路基下的绿化带，现场状不忍睹。正是这场事故，架起了小叶和小芸爱的桥梁。
>
> 艺术学院男生小叶与互不相识的外语学院小芸都在出事的客车上，小芸被甩出了窗外，重重地坐摔在地上；小叶受了点轻伤，无大碍。小叶是学院急救志愿队的队员，当意外发

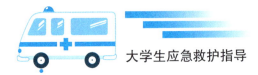

生后,他迅速投入急救,一边组织未受伤的乘客进行救助、报警,一边进行伤情检查,不时地用彩色记号笔画上红或黄的标记。在查到小芸时,小叶问:"您有什么不舒服吗?"得知腰椎不适时,他要小芸不要移动,否则有可能瘫痪,并派了一人陪护她。然后,小叶对其他一些伤病员采取了止血、包扎和固定等急救措施。

30余名乘客中,除了小叶,没有人学过急救,小叶的合理应对,减轻了伤病员的伤情与痛苦,也为随后赶到的专业救护人员的进一步抢救赢得了时间。医生和乘客对小叶赞叹不已,学校对小叶的出色表现也给予了表彰。小芸经过治疗和休养后,也完全康复。当人们对这次车祸逐渐淡忘的时候,爱的暖流在小叶与小芸心间畅然流淌……

一、明确对现场检伤分类的要求

(一)现场伤者分类的意义

1. 化解矛盾,提高急救效率

突发事件、意外伤害发生后,常出现伤员数量大、伤情复杂、危重伤员多、时间紧迫等情况,常会产生伤员需要抢救而急救技术力量不足、现场急救后要转送而运输不够快捷通畅、急救物资需求量大而现场急救物资短缺等矛盾。对现场伤者进行分类,可适度化解这些矛盾。

2. 确保重点,快速进入生命安全通道

进行现场伤者分类,能将现场有限的人力、物力和时间用于抢救有存活希望的伤者,提高伤病者的存活率,降低死亡率和伤残率,使急救运送工作顺畅有序。

(二)现场检伤分类要求

现场检伤、分类的目的是合理利用事件现场有限的医疗救援人力、物力,对大量伤病者进行及时有效的检查、处置,尽可能多地挽救生命,最大限度减轻伤残程度,以及安全、迅速地将全部患者转运到有条件进一步治疗的医院。如果现场伤病员不多,且有充足的医疗救护力量,应对所有伤员同时进行检查、处理。如现场伤病员太多,又没有足够的医疗救护人力、物力时,必须先对全部伤病员进行快速检伤、分类。

(1)现场检伤分类者要有良好的心理素质,经过训练、有经验、组织能力强。若轻重不分、主次不明,就会耽误真正危重的病人。

(2)判定一个伤员必须在1~2分钟内完成。

（3）可边抢救，边分类。

（4）分类应依先危后重、先重后轻的原则。

（5）分类应快速、准确、无误。

（6）伤员一般分为第一优先、第二优先、第三优先和死亡四个类别，并制作对应的分类卡。分类卡一般挂在伤员衣服的左胸处，背面注有简要病情；若无卡片，现场可临时用硬纸片自制，灵活处理。

二、现场检伤分类原则与方法

（一）熟悉现场检伤分类的原则

检伤分类的原则是使用四色的检伤分类卡，标记伤病员伤情严重程度，用于找出病危者，并按现场急救的原则，抢救急危重症患者的生命，适当处理后转送至合适的医院。

（二）掌握检伤分类的方法

检伤分类一般通过初步检查和详细检查来实施。

1. 初步检查

初步检查主要是评估有无需要急救的威胁生命的伤情。检查内容包括意识、气道、呼吸、循环体征、瞳孔反应等。如需要，要立即优先处理。

2. 详细检查

在初步确定伤病员没有紧急危险性或危及生命的损伤的情况下，要迅速做进一步的检查，即详细检查。详细检查的原则是从头部开始，继之面部、颈部、胸部、腹部、四肢、神经系统，有条件时可进行X线检查和实验室检查。应考虑是否有外伤、内伤或穿透伤的存在。

（1）检查头面部。用手轻摸头颅，查看有无肿胀、凹陷、裂口和出血；查看鼻和耳有无出血，脑脊液有无流出等。

（2）检查颈部。检查伤者颈背部有无肿胀、压痛，有无畸形等。若颈部受伤，要注意保护。

（3）检查胸、背部。查看胸廓运动，触摸胸骨和肋骨，看有无胸廓压痛，查找伤口、瘀斑和肿胀。询问伤者有无背部疼痛、麻木、针刺感；若背部有损伤，要避免被移动。

（4）检查腹部。触诊伤者腹部，看有无出血迹象。检查腹部有无压痛或肌紧张，查找伤口，有无内脏脱出、瘀斑和肿胀。

（5）检查骨盆。注意臀部有无压痛；检查衣物，看有无大小便失禁现象等。

（6）检查四肢。询问疼痛部位，观察是否有肿胀、畸形。手握伤病员腕部或踝部轻轻活动，观察是否有异常。

三、伤病员急救区的建立

现场有大批伤者时，为了减少救援现场的混乱，可设立急救区，用彩旗显示急救区的位置，将伤病员依照伤情分别送往不同的急救区，以利于医护人员的救治和伤病员的转送。可将现场分成第一优先区、第二优先区、第三优先区和第四优先区，分别用红色、黄色、绿色和黑色旗标示。分区示意如图1-4所示。

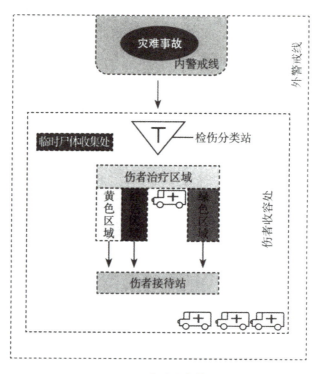

图1-4 伤病员急救区

知识链接

创伤评分法

通过初步检查和详细检查进行创伤评分，作为伤病员分类和优先处理的依据。创伤评分的方法：将呼吸频率、呼吸方式、收缩压、毛细血管充盈度、昏迷度（GCS）总值五

第一章 应急救护概论

项积分相加,总分为1~16分,分值越低,伤情越重。具体记分方法为:

A:呼吸频率,10~24次/分记4分;25~35次/分记3分;大于36次/分记2分;1~9次/分记1分;0次/分记0分。

B:呼吸方式,正常记1分;浅表、无力记0分。

C:收缩压,大于90毫米汞柱记4分;70~90毫米汞柱记3分;50~69毫米汞柱记2分;0毫米汞柱记0分。

D:毛细血管充盈度,正常(小于2秒)记2分;延迟(大于2秒)记1分;缺乏记0分。

E:昏迷度(GCS)总值,14~15记5分;11~13记4分;8~10记3分;5~7记2分;3~4记1分;

昏迷度(GCS)总值由以下三项组成:

E1:睁眼反应,自动睁眼记4分;呼吸睁眼记3分;疼痛睁眼记2分;不睁眼记1分。

E2:言语反应,回答正确记5分;回答错误记4分;乱说乱讲记3分;只能发音记2分;不能言语记1分。

E3:运动神经反应,按吩咐做动作记6分;对疼痛能定位记5分;能躲避疼痛记4分;刺痛时肢体屈曲记3分;刺痛时肢体过伸记2分;不能运动记1分。

昏迷度(GCS)总值 E=E1+E2+E3。

创伤评分 =A+B+C+D+E。

(1)创伤评分4~12分为第一优先处理。这些伤病员有危及生命的损伤,但经过急救处理伤病员能够存活。

(2)创伤评分13~15分为第二优先处理。这些伤员经过急救,伤情常能稳定。

(3)创伤评分为16分为第三优先处理。这些伤员的生理状况没有太大改变。

(4)创伤评分小于或等于3分为第四优先处理。这些伤员遭受致命性损伤,无法救治。

思考练习

1. 现场急救的目的是什么?举例说明现场急救与医院急救的异同。
2. 简述现场检伤分类原则与方法。

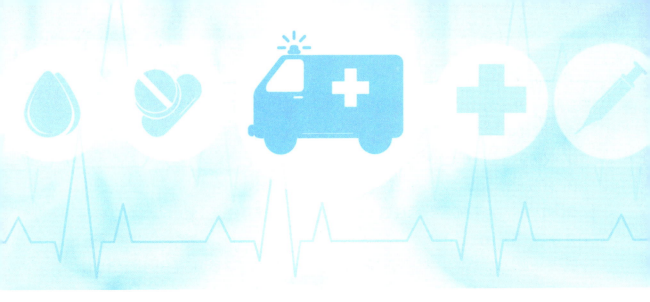

第二章　徒手心肺复苏

章节导读

　　心肺复苏（cardiopulmonary resuscitation，CPR）是最基本和最重要的抢救技术，可以通过徒手、辅助设备及药物来实施，以维持人工循环、呼吸和纠正心律失常。心肺复苏技术在我国有悠久的历史，东汉医学家张仲景所著《金匮要略》已对此项技术予以详细描述，而后历代都有所改进和发展。

学习目标

熟悉心肺复苏生存链的相关知识。
掌握徒手心肺复苏的操作及技术要点。
掌握自动体外除颤器的正确使用方法。

第二章 徒手心肺复苏

第一节 心肺复苏生存链

一、心肺复苏生存链概述

生存链由早期识别求救、早期（心肺复苏 CPR）、早期电除颤、早期高级生命支持、心搏骤停后综合救治五个环节组成（图 2-1）。第一、第二个环节最关键，后两个环节由专业急救人员施行或在医院进行。第三个环节可由受过急救培训的人员使用自动体外除颤器（automated external defibrillator，AED）现场实施电除颤。

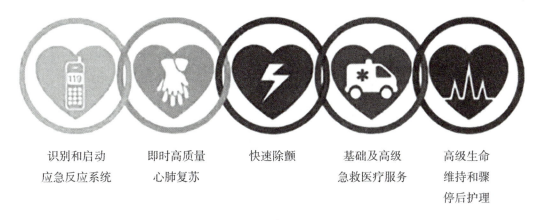

识别和启动　　即时高质量　　快速除颤　　基础及高级　　高级生命
应急反应系统　　心肺复苏　　　　　　　　急救医疗服务　维持和骤
　　　　　　　　　　　　　　　　　　　　　　　　　　　停后护理

图 2-1　生存链的组成

（一）立即识别心脏骤停并启动急救系统

"第一目击人"发现患者无反应、无呼吸或异常呼吸（仅有叹息样呼吸），可确定为心脏停搏，应立即启动急救系统，进行呼救求援，拨打急救电话。

（二）尽早进行心肺复苏，着重于胸外按压

对心脏停搏患者，在启动急救系统的同时，应立即进行心肺复苏，着重于胸外按压。如果"第一目击者"未经过心肺复苏培训，则应进行单纯胸外按压的心肺复苏，强调在胸部中央"用力快速按压"；如果经过培训的非专业施救者有能力进行人工呼吸，应按照 30 次按压对应 2 次呼吸来进行按压和人工呼吸（图 2-2）。

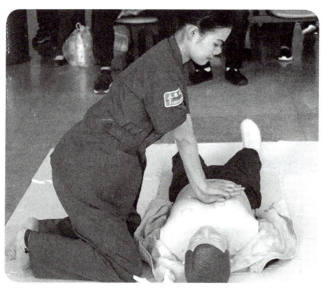

图 2-2　心肺复苏培训

（三）快速除颤

给予高质量心肺复苏的同时进行早期除颤是提高心脏停搏存活率的关键。当任何施救者目击到院外心脏停搏，且现场有 AED，施救者应从胸外按压开始心肺复苏，并尽快使用 AED 除颤，推荐 1 次除颤代替连续 3 次除颤。

在医院或其他配备有 AED 现场，医务人员在急救心脏停搏患者中应立即进行心肺复苏，并且尽量使用准备好的 AED。

（四）有效的高级生命支持

有效的高级生命支持由专业救援者（医护人员）实施，目标是尽快恢复心脏停搏患者的自主循环和稳定患者生命体征，防止心脏再停跳。对于心脏停搏患者，有效的高级生命支持是建立在基本生命支持的立即识别、启动急救系统、早期心肺复苏和快速除颤的基础上的。

（五）综合的心脏骤停后治疗

综合的心脏骤停后治疗是"生命链"的最后一环，其本质上属于高级生命支持的重要成分，与上一个环节密切衔接，应尽早实施。日益增多的证据表明，加强综合的心脏骤停后治疗能提高患者的存活率并有助于神经系统的恢复。

"生命链"的前三个环节属于基础生命支持流程（basic life support，BLS），是心脏停搏患者能否抢救成功的关键环节（图 2-3）。

第二章 徒手心肺复苏

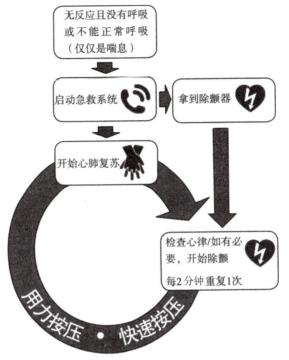

图 2-3 基础生命支持流程

生命链的后两个环节由专业医护人员实施，属于高级生命支持流程（图 2-4）。专业医护人员的知识、技能和设备水平也决定了心脏停搏患者的存活率。

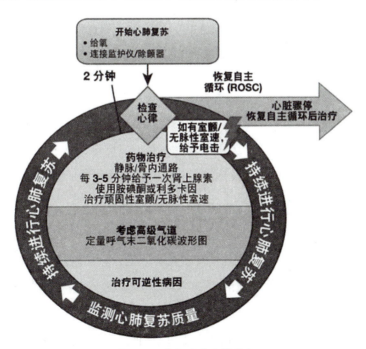

图 2-4 高级生命支持流程

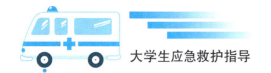

二、救护队的组建与急救

（一）救护队的组建

1. 成员构成

救护队一般由15人组成，年龄通常在50岁以下，主要成员为组织单位的相关负责人1名、医生1名、志愿者或其他成员13名。高校红十字会组建救护队，可由校红十字会专(兼)职干部1名、校医务室医生1名和校红十字会志愿工作者13名组成。救护队一般设队长、副队长各1名，同时设3～5个救护小组，每个小组3～5人。

2. 成员能力

救护队的每一个成员必须具备以下能力：

（1）具有良好的道德素养、心理素质和身体素质，富有爱心。

（2）至少具有初级救护知识和技能，并获得救护员培训合格证书。

（3）具有良好的组织能力和适应能力，能组织实施救护工作，能适应和开展各种环境中的救护。

（4）具有强烈的安全意识，能观察和评估环境或现场的安全程度。

（5）具有良好的防护意识和自我防护能力，能熟练使用防护器材，在做好个人防护的同时，也能保护伤病员避免遭受再次伤害。

3. 工作原则

（1）依法。实施救护时，要遵守相关的法律、法规，如红十字会的相关规定。

（2）安全。要做到安全急救、安全援助。

（3）诚信。救护队的所有队员必须遵守诺言，忠实服务，尽到相应的义务和责任。

（4）时效。把握急救时间，争分夺秒地全力救护，迅速、及时、规范、有效。

（5）整体。注重整体协调，充分发挥每名队员的积极性和责任感，团结合作，顾全大局。

（二）救护队的急救实施

救护队的急救实施是指救护队从接到救护命令做出发前准备、到达现场、现场急救和结束返回的整个过程的活动。由于现场情况变化等因素，救护队的任务常常多变，但救护队的工作程序和重要环节是相对固定的。

1. 出发前准备

出发前准备是整个救护工作的基础，主要包括领受任务、制作与修订急救方案、迅速召集队员、明确情况与目标、检查救护器材以及组织救护队出发等。

第二章　徒手心肺复苏

2. 到达现场

到达事发现场后的重点工作有：了解情况，迅速勘查现场并做出安全评估，提出防护要求，确定进出路线，明确伤病者的集中点，明确各组的任务。

3. 现场急救

按现场急救的基本原则和程序，根据不同的事故类型、伤害程度等实际情况实施急救，并组织伤病员送医院。

4. 结束返回

结束返回阶段的工作主要是宣布急救结束，检查并清点救护器材，返回并进行总结。

小贴士

当你被困或发生危难又没有通信工具时，及时根据周围的环境施放信号，求得救援，极为重要。常见的方法有：

1. 声音求救信号

发出声响，三声短三声长，再三声短，不断地循环；有哨子更好，三短三长三短，循环吹；也可大声呼喊"救命"，或借助其他物品发出声响，如击脸盆、用木棍敲打管道等。

2. 烟火求救信号

在野外遇到危难时，白天可用烟发受困信号。国际通用的受困信号是三柱烟。尽量使烟的颜色和周围的背景颜色有区别：在火上加一些绿色的树叶、苔藓，或者浇一点水，产生的烟会是白色的；而加一些橡胶、浸过油的碎布等，产生的烟会是黑色的。晚上可点燃干柴，发出明亮闪耀的红色火光，向周围发出求救信号。可生三堆火，使之围成三角形或者排成直线，每堆火之间一般相距二十余米。

3. 光线求救信号

可以使用手电筒、镜子反射太阳光等方法发出求救信号。如用手电筒发出三短三长三短（开、关灯）信号，停顿1分钟后，重复同样的信号。

4. 地面标志信号

地面标志一般为"SOS"，这三个字母无论是从上面看还是倒过来看都是"SOS"，每字一般长6米以上。可用树枝、石块、衣物等在空地上堆摆出"SOS"字样或在海滩、雪地上踩出"SOS"标志，以发出求救信号。

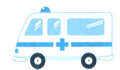

> **小贴士**
>
> **5. 留下信息**
>
> 当离开危险地时，要不断留下方向指示标及一些物品信号，以利于救援人员搜寻，亦可避免自己返回时迷路。如将岩石或碎石片摆成箭形；在地上放置一根分叉的树枝，用分叉点指向行动方向等。
>
> **6. 抛掷软物**
>
> 在高楼遇到危难时，可以抛掷软物，如枕头、衣物等，里面可夹些文字或标记，向地面发出求救信号。

 知识链接

认识循环系统

循环系统由心脏、血管和调节血液循环的神经体液组织组成，为全身各组织器官运输血液，通过血液将氧、营养物质、酶和激素等供给组织并将组织代谢废物运走，以保证人体新陈代谢的正常进行。循环系统包括血液循环、组织液循环、淋巴循环和脑脊液循环。血液循环（图2-5）是指血液由心脏搏出，经动脉、毛细血管、静脉返回心脏的循环过程。循环系统由心脏、血管、血液组成，在循环系统中起主要的作用。按血液循环的途径不同，可分为肺循环和体循环。

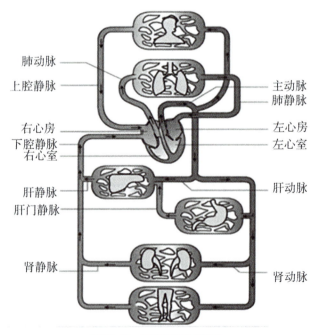

图2-5 血液循环示意图

第二章 徒手心肺复苏

1. 肺循环

（1）肺循环的意义：使血液中的二氧化碳进入肺泡，肺泡中的氧进入血液。

（2）肺循环的路径：右心室→肺动脉→肺部的毛细血管网→肺静脉→左心房。

2. 体循环

（1）体循环的意义：将氧和养料运送给细胞，将细胞产生的二氧化碳等废物运走。

（2）体循环的路径：左心室→主动脉→各级动脉→身体各部分的毛细血管网→各级静脉→上、下腔静脉→右心房。

第二节　基本生命支持

基本生命支持

对心跳、呼吸停止的判断，向应急救援医疗服务体系（EMSSS）求救，实施基本循环、呼吸支持和电除颤等一系列复苏措施，称为基础生命支持。心肺复苏（CPR）所说的 A、B、C、D，即 A：开放气道，B：人工呼吸，C：循环支持；D：电除颤。救护员首先对伤员有无反应、意识、呼吸和循环体征做出基本判断。如果现场有 2 名救护员，1 名立即实施 CPR，另 1 名向 EMSSS 求救。

案例

周末，外语专业的小利在老潘家给其孙子补习外语。患冠心病多年的老潘突然倒在家中的客厅里，不久就去世了。老潘一倒下，家人就立即打 120，叫了救护车。但医生来了检查后说，人已经不行了，老潘是心脏骤停而导致死亡的，如果家人能在 10 分钟内对其实施心肺复苏，很可能救活。老潘的家人深感后悔与悲痛，怎么以前就没学点这方面的知识呢！小利也颇为内疚，假如自己掌握心肺复苏等急救基本技能的话，老潘或许有生的希望。

一、识别判断和呼救

准确地判断伤员心跳、呼吸停止需要救护员具有迅速反应的能力，判断要快而准，一般不少于 5 秒，不超过 10 秒。经过判断，若伤员无意识、无反应、无呼吸（或叹息样呼吸），立即将伤员置于心肺复苏体位（仰卧位），按照 C—A—B 顺序实施 CPR。确定事发地点安全应就地实施 CPR 抢救。判断成人意识方法：现场救护员在伤员身旁，轻拍伤员双侧肩膀并大声呼喊"你怎么啦？"伤员无动作或应声，可判断为无反应、无意识，以此快速判断其有无损伤和反应（图 2-6）。

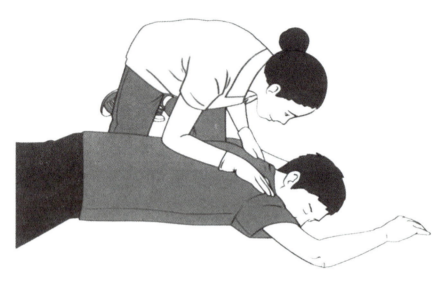

图 2-6　判断成人意识

判断伤员无反应、无意识、无呼吸（或叹息样呼吸）后，如果伤员是成人且现场只有自己一人，要先拨打急救电话向 EMSSS 求救。如果为溺水或其他窒息原因所致心搏骤停的伤员，应先立即进行 2 分钟约 5 组 CPR 的急救后，再拨打急救电话。现场有 2 名以上救护员时，可一人打电话，另一人立即实施 CPR。

二、心肺复苏体位

经判断伤员无反应、无呼吸或呼吸异常，在实施 CPR 之前应将伤员置于复苏体位。对怀疑颈椎受伤的伤员，翻转身体时要注意使其头、颈、背部在一条轴线上保持一致转动，以确保脊髓不受损伤。

发现伤员是俯卧位或其他不宜施救体位，救护员应在伤员一侧将其双上肢向头部方向伸直，将对侧小腿放于同侧小腿上，呈交叉状（图 2-7），再用一只手托住伤员后头颈部，另一只手放置其对侧腋下，使伤员整个身体转向救护员一侧，并置于仰卧位后，放置其上肢于身体两侧，即为心肺复苏体位。

第二章 徒手心肺复苏

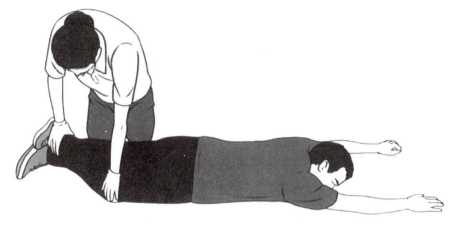

图 2-7 对侧小腿放于同侧小腿上

第三节 心肺复苏操作技术

一、徒手心肺复苏的步骤

案例

一位老人习惯晚饭后到街上转转,一天,他正在路上遛弯,突然捂住胸口,呻吟后倒地,恰巧这一幕被回家的大学生陈某看到,他跑过去呼叫老人,触摸老人脉搏发现消失,立即拨打 120,同时实施 CPR,争取到了院前急救宝贵的黄金时刻,随后,老人入院经及时抢救脱离危险。

救护员应牢记 CPR 顺序和基本要求。

(1)胸外心脏按压

如果救护员判断伤员无反应、无呼吸或呼吸异常,应先将伤员置于心肺复苏体位后,进行 30 次胸外心脏按压(图 2-8),再开放气道。

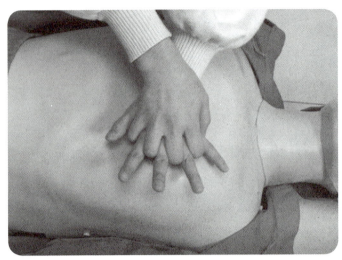

图 2-8　胸外心脏按压

（2）开放气道

检查伤员口中有无异物，如有异物将其取出，用仰头举颏法打开气道，使伤员下颌角、耳垂连线与地面垂直（图 2-9）。

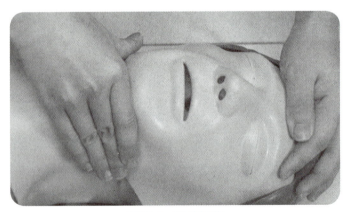

图 2-9　开放气道

（3）人工呼吸

开放气道后，对伤员进行人工呼吸。

（4）反复胸外心脏按压和人工呼吸

胸外心脏按压 30 次，人工呼吸 2 次，反复操作（图 2-10）。

（5）检查呼吸、脉搏

五组 CPR 后，检查呼吸、脉搏，时间不超过 10 秒（图 2-11）。如果未恢复呼吸、心跳，要继续重复 CPR，尽量减少胸外心脏按压停顿时间。如果自动体外除颤器（AED）送到现场，应立即使用 AED 进行电除颤。

停止徒手心肺复苏的条件：自主呼吸及心跳恢复、医务人员到现场接替、现场救护环境危险需转移。

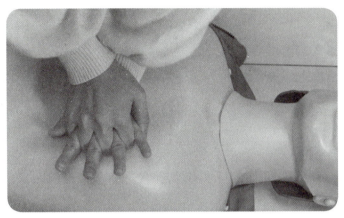

图 2-10　反复胸外心脏按压

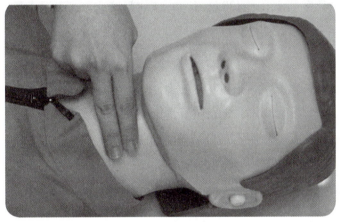

图 2-11　检查脉搏

二、徒手心肺复苏的操作技术要点

（一）胸外心脏按压

1. 检查脉搏

现场救护员如发现伤员无反应、无自主呼吸可立即进行 CPR。在现场可以先检查脉搏，时间不少于 5 秒但不超过 10 秒，不确定有无脉搏也要立即进行 CPR。检查方法：伤员仰头后，救护员一只手按住其前额，另一只手食指和中指并拢找到喉结，两指下滑到气管与颈侧肌肉之间沟内看是否可触摸到颈动脉搏动（图 2-12）。

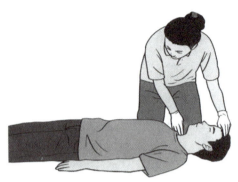
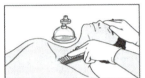
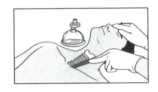

图 2-12 检查颈动脉搏动

2. 成人胸外心脏按压

胸外心脏按压可使血液流向身体的各重要器官，同时进行人工呼吸，增加血液流动和氧气交换，为脑和其他重要器官提供充足氧气。

有效胸外心脏按压注意点：必须快速、有力，只有这样才能保证组织器官的血液灌注。成人按压标准：按压频率100～120次／分；按压深度5～6厘米；尽量避免中断按压，每次按压后胸廓完全恢复，按压与放松的时间大致相等，同时避免过度通气。

（1）确定按压部位。方法一：两乳头连线法。两乳头连线的中点即为按压部位。

方法二：滑行法。一只手食指沿伤员肋下缘向上滑行至两肋弓交汇处，食指与中指并拢，另一只手的手掌根部靠拢这只手食指置于伤员胸部，使掌根与胸骨下半部位重合。

（2）按压手势——双手十指紧扣。一只手的手掌紧贴在伤员胸壁，另一只手的手掌重叠放在此手背上，手掌根部长轴与胸骨长轴确保一致，有力压在胸骨上。

（3）垂直按压。肘关节伸直，上肢呈直线，双肩位于手正上方，保证每次按压方向与胸骨垂直。

（4）按压深度。体型正常的伤员，按压胸壁下陷幅度至少5厘米。可根据伤员体型大小增、减按压深度，理想效果是按压后可触摸到颈动脉或股动脉搏动。

（5）按压次数。每次按压后，放松使胸廓恢复到按压前位置，血液在此期间可回流到心脏，放松时双手紧贴胸壁不离开。连续按压30次，按压过程中始终保持双手位置固定不变，并减少冲击避免骨折。

（6）按压频率。100～120次／分。

（7）按压效果。按压与放松比为1∶1，可产生脑和冠状动脉的有效灌注压。只有按标准进行按压才能达到理想效果。不愿做口对口呼吸时，最初6～12分钟可进行单纯胸外心脏按压，不要错过抢救时机。

3. 单人和双人 CPR

（1）单人 CPR：

①判断意识，拍打伤员双肩并大声呼喊，确定伤员有无反应、有无呼吸或异常呼吸。

②及时向 EMSSS 求救。

③将伤员置于心肺复苏体位，仰卧在坚硬平面上。

④对无呼吸或有异常呼吸的伤员进行胸外心脏按压 30 次。

⑤观察、清除伤员口中异物。

⑥仰头举颏法打开气道。

⑦口对口吹气 2 次，以 30∶2 的按压/通气值进行 5 组 CPR，再重新评价：伤员自主呼吸、心跳是否已经恢复，抢救是否有效；CPR 操作 30 分钟以上仍无意识、无自主呼吸、心跳一直未恢复，心电图波形一直是直线，提示抢救无效。

⑧如伤员无反应、有呼吸、无脊柱损伤，将其置于恢复体位，保持气道通畅，随时观察生命体征。

（2）双人 CPR：

①操作方法。一人位于伤员身旁，按压胸部，另一人位于伤员头旁侧，保持气道通畅，监测颈动脉搏动，评价按压效果，并进行人工呼吸，按压频率为 100～120 次/分，按压/通气为 30∶2，两人可互换操作（图 2-13、图 2-14）。

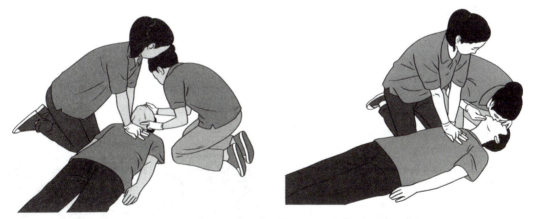

/图 2-13 双人 CPR（一）/图 2-14 双人 CPR（二）/

②再评价。先进行 2 分钟的按压和通气，然后停止按压进行检查，检查时间不超过 10 秒。救护员必须监护伤员情况，以评价急救效果，进行通气的救护员负责监护呼吸和循环体征。一人做胸外心脏按压期间，另一人负责检查颈动脉搏动，以确定伤员是否恢复自主呼吸和循环。

4. 儿童 CPR

操作步骤：呼叫判断有无意识、呼吸；无意识、无呼吸或有异常呼吸者，先进行 2 分钟 CPR，再向 EMSSS 求救，然后继续 CPR。要点：按压与通气次数比为 30：2，每次按压后使胸廓充分复位，每进行 5 组 CPR 评估一次效果。

儿童 CPR 流程：（1）开放气道：采用仰头举颏法打开气道，下颌角与耳垂连线与平卧面成 60° 角，观察和清除口腔异物。

②胸外心脏按压：按压部位为胸骨下 1/2 处，采用单手掌根或双手掌根按压，频率为 100~120 次/分，按压深度至少为胸廓前后径的 1/3，每次按压后使胸廓复位。

③人工呼吸：口对口或气囊 – 面罩人工通气（图 2-15），每次通气时间约 1 秒，可见胸廓起伏。

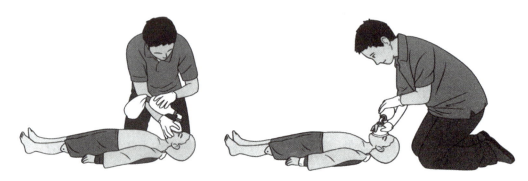

图 2-15　气囊 – 面罩人工通气

5. 婴儿 CPR

操作步骤：用手拍打婴儿足底或足跟，判断有无意识或反应，判断有无呼吸；无意识、无呼吸或有异常呼吸，先进行 2 分钟 CPR，按压与通气次数比为 30：2，每次按压后胸廓充分复位，进行 5 组 CPR 评估一次效果；再向 EMSSS 求救，然后继续 CPR。

婴儿 CPR 流程：①用仰头举颏法开放气道，不要过度后仰头部，下颌角与耳垂连线须与平卧面成 30° 角，观察和清除口腔异物。

②胸外心脏按压部位为紧贴胸部正中乳头连线下方水平（图 2-16），双指按压（图 2-17），频率至少 100 次/分，按压深度至少为胸廓前后径的 1/3，每次按压后使胸廓复位。按压与通气次数比，新生儿为 30：1，婴儿为 30：2。

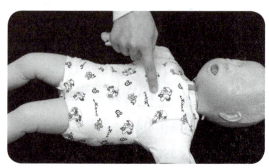

图 2-16　婴儿胸外心脏按压部位

③用口对口鼻或气囊-面罩人工呼吸，每次通气1秒，可见到胸廓起伏（图2-18）。实施2分钟CPR后评估一次复苏效果。

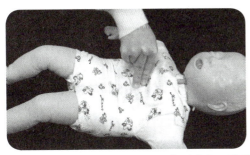
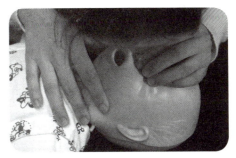

/ 图2-17　双指垂直向下按压 / 图2-18　婴儿人工呼吸 /

6. 成人、儿童、婴儿CPR标准对比

成人、儿童、婴儿CPR标准对比见表2-1所列。

表2-1　成人、儿童、婴儿CPR标准对比

分类	项目	成人（青春期以后）	儿童（1～12岁）	婴儿（出生至1周岁）
	判断意识	轻拍双肩、呼喊	轻拍双肩、呼喊	拍打足底
	检查呼吸	确认没有呼吸或没有正常呼吸（叹息样呼吸）	没有呼吸或只是叹息样呼吸	
	检查脉搏	检查颈动脉	检查颈动脉	检查肱动脉
		仅限医务人员，检查时间不超过10秒		
胸外心脏按压	CPR步骤	C—A—B	A—B—C 此步骤亦适用于淹溺者	
	按压部位	胸部两乳头连线的中点（胸骨下1/2处）		胸部正中乳头连线下方水平
	按压方法	双手掌根重叠	单手掌根或双手掌根重叠	中指、无名指（两个手指）或双手环抱双拇指按压
	按压深度	至少5厘米	至少为胸廓前后径的1/3	至少为胸廓前后径的1/3
	按压频率	100～120次/分 即最少每18秒按30次，最多每15秒按30次		
	胸廓反弹	每次按压后即完全放松，使胸壁充分恢复原状，使血液回心		
	按压中断	尽量避免中断胸外心脏按压，应把每次中断的时间控制在10秒以内		
人工呼吸	开放气道	头后仰成90°角	头后仰成60°角	头后仰成30°角
	吹气方式	口对口或口对鼻		口对口鼻
	吹气量	胸廓略隆起		
	吹气时间	吹气持续约1秒		
	按压/通气	30：2	30：2	30：2（新生儿30：1）

(二)开放气道

伤员意识丧失时,易造成气道梗阻,如无头颈创伤可采用仰头举颏法打开气道,怀疑有头颈部损伤时应避免头颈部过度后仰,不采用仰头举颏法,可用托颌法。

1. 仰头举颏法

一只手放在伤员前额,用手掌小鱼际部位反额头用力向后推,使头部后仰,另一只手的手指放在下颌骨处,控制好力度使下颌向上抬起,勿用力压迫下颌部软组织,避免造成气道梗阻(图2-19)。

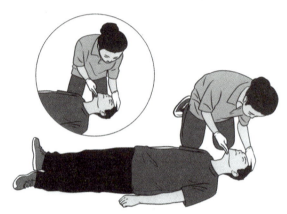

图 2-19 仰头举颏法

2. 托颌法

双手放于伤员头部两侧,肘部支撑在伤员躺卧的平面上,握紧下颌角,用力向上托下颌,如伤员紧闭双唇,可用拇指将口唇分开。如果需要,可口对口进行人工呼吸。对怀疑有头颈部创伤的伤员,用此法可保护颈椎安全(图2-20)。

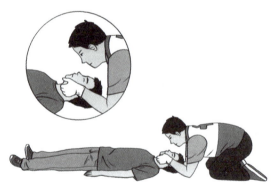

图 2-20 托颌法

(三)人工呼吸

开放气道后,观察胸部有无起伏,一旦确定无呼吸或有异常呼吸,可判断为呼吸骤停,应立即进行人工呼吸。有条件时可使用人工呼吸面罩。采用人工呼吸时,每次通气必须使伤员肺脏充分膨胀,可见到胸廓上抬,每次通气时间应持续约1秒,连续2次通气。

1. 口对口人工呼吸

口对口人工呼吸时要确保伤员气道开放通畅,救护员用手捏住伤员鼻孔,防止漏气,用口把伤员口唇完全罩住,呈密封状,缓慢吹气,每次吹气应持续约1秒,确保通气时可见到胸廓起伏。吹气不可过快或过度用力,充分打开气道,400毫升潮气量即可(图2-21)。

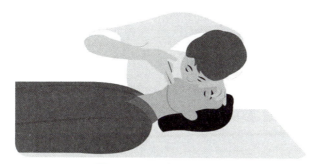

图2-21 口对口人工呼吸

2. 口对鼻人工呼吸

口对鼻人工呼吸适用于牙关紧闭、口唇创伤等无法进行口对口人工呼吸的伤员,尤其适用于淹溺者现场急救。救护员将一只手置于伤员前额并后推,另一只手抬下颚,使口唇紧闭。用嘴封住伤员鼻子,让气体自动排出。

3. 口对面罩呼吸

救护员利用透明、有单向阀门的面罩将气吹入伤员肺内,用双手将面罩贴紧伤员面部,闭合性好,通气效果就好。头位法:救护员位于伤员头顶部,适用于心搏骤停伤员,可见胸廓起伏,托下颚时多用此法(图2-22)。侧位法:来仰头举颚法开放气道时可用此法,在实施CPR的同时使用侧位。

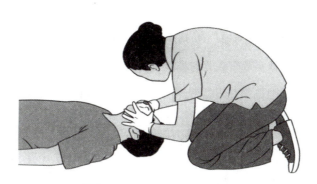

图2-22 口对面罩呼吸头位法

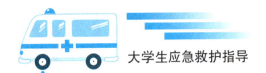

4. 球囊 – 面罩通气

使用球囊 – 面罩时，挤压 1 升成人球囊 1/2 的量通常可提供足够的潮气量。

三、现场心肺复苏的其他事项

（一）单纯胸外按压的 CPR

做 CPR 时，有些人不愿意对患者实施口对口呼吸，即行单纯胸外按压。研究表明，成人 CPR 最初 6～12 分钟并非一定需要正压通气，因此单纯胸外按压的 CPR 是可以实施的。

（二）不要因场所更换中断按压

如果现场不安全，如在失火建筑中等，应把患者转移到安全区域，然后立即实施 CPR。在实施有效 CPR 使患者循环重新恢复前，或其他急救人员到来前，不应随意转移患者。

1. 楼梯

运送患者有时需上下楼梯，最好在楼梯口进行 CPR。预先规定好转运时间，尽可能快地转至下一个地方，之后立即重新开始 CPR。CPR 中断时间要尽可能短，且尽可能避免中断。

2. 担架

在将患者转至救护车或其他移动性救护设备途中，仍不要中断 CPR。如果担架较低，急救人员可跟随在担架旁边，继续实施胸外按压。如果担架或床较高，急救人员应跪在担架或床上，以达到患者胸骨的高度，便于实施 CPR。

（三）CPR 易发生的并发症

1. 人工呼吸的并发症

急救中进行人工呼吸时，过度通气和通气流量过快，都易导致胃扩张，尤其是儿童更易发生胃扩张。通过维持通畅的气道，限制与调节通气流量足以使胸廓起伏即可。

2. 胸外按压的并发症

正确的 CPR 技术可减少并发症。对成人患者，即使胸外按压动作得当，也可能造成肋骨骨折，但婴儿和儿童很少发生肋骨骨折。胸外按压的其他并发症包括肋骨与胸骨分离、气胸、血胸、肺挫伤、肝脾撕裂伤和脂肪栓子。按压过程中，手的位置要正确，用力要均匀有力，可减少并发症的发生。

第二章　徒手心肺复苏

第四节　自动体外除颤器（AED）

自动体外除颤器（automated external defibrillator，AED）是一种便携式医疗设备，它可以诊断特定的心律失常，并且给予电击除颤，是可以被非专业人员使用的、用于抢救心搏骤停患者的医疗设备。

一、自动体外除颤器概述

自动体外除颤器概述

（一）自动体外除颤器

自动体外除颤器包括自动心脏节律分析系统和电击咨询系统，可自动发出实施电击的指令，由操作者判断后，按"SHOCK"键完成电除颤。AED只适用于无反应、无呼吸和无循环体征的心室颤动或无脉性室速患者。AED在极短时间内放出大量电流经过心脏，以终止心脏所有不规则、不协调的活动，使心脏搏动自我正常化（图2-23）。

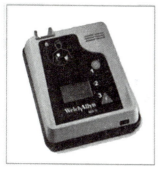
主机

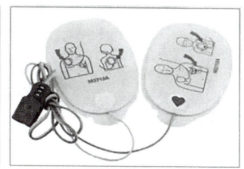
除颤电极片

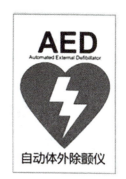
标识

图2-23　自动体外除颤器

（二）自动体外除颤器在现场救护中的作用

早期电除颤对救治心搏骤停的患者至关重要，因为：

（1）心搏骤停最常见的心律失常是心室纤维性颤动（简称室颤，ventricular fibrillation，VF）或无脉性室性心动过速（简称室速，ventricular tachycardia，VT）。

（2）室颤的严重后果是心搏骤停。

（3）治疗室颤最有效的方法是电击除颤。

（4）成功除颤的机会转瞬即逝。

（5）未及时进行电击除颤者在数分钟内就可能出现心脏停搏。

早期电除颤是生存链各环节中可能提高生存率的有效手段，对增加院前心搏骤停患者的生存机会起到关键作用。室颤后每延迟电除颤 1 分钟，其死亡率会增加 7%～10%。在人口稠密的社区和人员活动多的场所，装备自动体外除颤器，并培训现场急救人员，对挽救心搏骤停患者生命意义重大（图 2-24）。

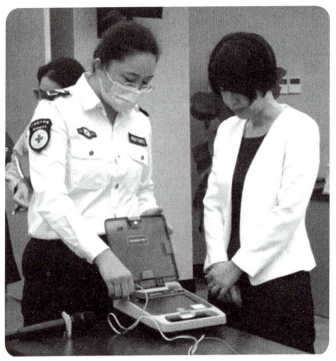

图 2-24　AED 现场培训

二、自动体外除颤器的使用

（1）打开电源开关，按语音提示操作。

（2）AED 电极片安置部位。心尖部电极安放在左腋前线第五肋间外侧，心底部电极放置在胸骨右缘，锁骨之下。婴儿及儿童使用 AED 时应采用具有特殊电极片的 AED，安放电极片的部位可同成年人，也可在胸前正中及背后左肩胛处。电极片安放时要避开皮肤破损处、皮下起搏器等，如患者胸毛过多导致电极片不能和皮肤紧密贴合，则需先去毛。

（3）救护员用语言告知周边人员不要接触患者，等候 AED 分析患者心律是否需要电除颤。

（4）救护员得到除颤信息后，等待充电，确定所有人员未接触患者，且患者胸前两电极片之间无汗、无水，可准备除颤。

（5）按键钮电击除颤。电极片在除颤后不去除，直至送到医院。

（6）继续 CPR 2 分钟后，AED 将再次自动分析心律，医护人员可根据 AED 上显示的心电图决定下一步操作。

知识链接

AED 使用的注意事项

AED 主要是针对失去反应、失去呼吸或仅有濒死喘息的患者，不应对其他患者（包括出现胸闷、胸痛的患者）使用，避免 AED 诊断失误或进行不必要的治疗。

使用过程中需避免患者胸前水分过多，胸毛较多的患者需剔除胸毛。若出现患者安装起搏器等特殊情况，电极贴片须避开起搏器。

可在雪地或潮湿地面使用，但避免患者在水中时使用。

第五节　气道异物梗阻急救方法

一、判断和急救原则

（一）判断和识别气道异物梗阻是急救成功的关键

伤员表现：突然的剧烈呛咳、反射性呕吐、声音嘶哑、呼吸困难、发绀，常常不由自主地以一只手紧贴于颈前喉部，摆出 V 形的典型手势（图 2-25）。

完全性气道异物梗阻：较大的异物堵住喉部、气道处，伤员面色灰暗、发绀、不能说话、不能咳嗽、不能呼吸、昏迷倒地、窒息，甚至呼吸停止。如果不能及时解除梗阻，伤员将丧失意识，甚至很快发生死亡。

不完全性气道异物梗阻：伤员有咳嗽、喘气或咳嗽微弱无力、

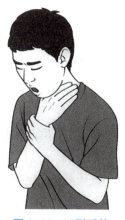

图 2-25　V 形手势

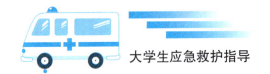

呼吸困难，张口吸气时可以听到异物冲击性的高啼声，面色青紫，皮肤、甲床和口腔黏膜发绀。救护员不宜干扰伤员自行排除异物的努力，应该守护在伤员身旁监护伤员，如不能排除应迅速向EMSSS求救。

（二）急救原则

首先询问和示意伤员：你被卡住了吗？需要我救助吗？意识清楚的伤员会点头同意实施救治。救护员在现场尽快呼救寻求帮助，拨打急救电话。

1. 成人和大于1岁儿童的现场急救

有轻度气道异物梗阻症状者：鼓励继续咳嗽，不要马上进行叩击背部、按压胸部和挤压腹部等损伤性治疗，可严密观察是否发生严重的呼吸道梗阻。

有严重气道异物梗阻症状，但意识清楚者：施行背部叩击法解除梗阻，最多5次；如果5次拍背不能解除气道异物梗阻，改用腹部冲击法（Hei毫升ich法）5次。如果梗阻仍没有解除，继续交替进行5次背部叩击。检查每次拍背及腹部冲击是否解除了气道异物梗阻。如解除了可不做满5次。

失去意识者：应支撑住失去意识的伤员，小心地将其平放在地上；立即呼叫EMSSS，并现场进行CPR。

2. 婴儿（1岁以下）的现场急救

轻度气道异物梗阻症状者：暂时不做治疗，继续观察症状变化。积极拍背和进行胸外心脏按压治疗可能引起潜在的严重并发症和使气道异物梗阻恶化。

有严重气道异物梗阻症状，但意识清楚者：应进行背部叩击法解除梗阻，最多5次；如果5次背部叩击不能解除气道异物梗阻，改用5次胸部冲击，若仍未解除，继续交替进行5次背部叩击和5次胸部冲击。检查每次叩击及胸部冲击是否解除了气道异物梗阻，如减除了可不做。

意识不清或无意识者：支撑住伤员，小心地将其移到坚硬的平面上；立即呼叫EMSSS；开放气道；进行2～5次人工呼吸。如果第一次吹气没有使胸廓抬起，重新摆放头部做下一次尝试；立即施行CPR。

二、不同人群气道异物梗阻的急救方法

气道梗阻为突发情况，一旦发生，短时间可危及生命，现场急救原则是立即解除气道梗阻，保持呼吸道通畅。现场急救应采用简单易行、实用性强、不借助医疗设备就可将异

物排除、畅通气道的方法。

（一）成人自救法

1. 咳嗽法

当异物仅造成不完全气道梗阻，患者能发音、说话、有呼吸、能咳嗽时，应鼓励患者自行咳嗽和用力呼吸，不宜干扰患者排除异物的任何行动，自主咳嗽产生的气流压力比人工咳嗽高 4～8 倍。急救者须持续观察患者情况，一旦轻度气道梗阻持续或加重为严重气道梗阻，就立即给予帮助并启动应急反应系统。

2. 腹部冲击法

患者站立位或坐位，身体前倾，头部与胸部水平或略低于胸部，口张开，一手握拳，拳眼置于上腹部，在剑突与脐之间，另一手紧握该拳，用力向内向上做 5 次快速连续冲击（图 2-26）。

3. 腹部倾压硬物

患者将上腹部迅速倾压于椅背、桌角、铁杆或其他硬物上，然后做迅猛向前倾压的动作，以造成人工咳嗽，去除呼吸道内异物。

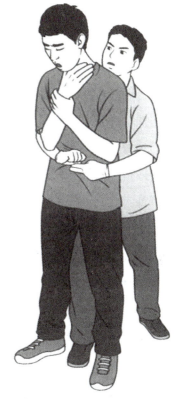

图 2-26 腹部冲击部位

（二）清醒成人及 1 岁以上儿童气道梗阻急救

1. 轻微气道梗阻

如果患者表现出轻微气道梗阻的体征，应鼓励患者不断咳嗽，用力呼吸，持续观察患者梗阻是否改善，直到情况好转。如出现严重气道梗阻，应立即进行现场急救。

2. 背部拍击法

如果患者表现出严重的气道梗阻症状，取立位或坐位，急救者站在患者的侧后位，用一只手抵住患者胸部以支撑患者，让患者头部前倾与胸部水平或低于胸部，用另一只手的手掌根在患者肩胛之间用力拍击，最多 5 次，充分利用重力将异物驱除，拍击应快而有力。每次拍击后查看气道梗阻有没有消除。

3. 腹部冲击法

该法又称 Hei 毫升 ich 急救法。如背部拍击未能解除梗阻，立即采取腹部冲击，患者立位或坐位，急救者站立于患者身后，用双臂环抱其腰部，嘱患者弯腰，头部前倾，与胸部水平或低于胸部。急救者一手握拳，放在患者肚脐与剑突之间，另一只手抓住握拳的手，用力向内向上冲击，重复 5 次。如果梗阻仍未去除，则 5 次后背拍击与 5 次腹部冲击交替进行。

4. 肥胖的成年人和孕妇气道梗阻急救

肥胖患者或妊娠后期孕妇气道完全梗阻时，采用胸部冲击法。患者取立位或坐位，急救者位于患者的背侧，双臂经患者腋下环抱其胸部，一手握拳，置于患者胸骨中央下半段，另一只手抓住握拳的手，用力向上冲击，重复 5 次。胸部冲击与胸外按压相似，但动作比后者大，节奏比后者慢，每次冲击之间有明显停顿（图 2-27）。

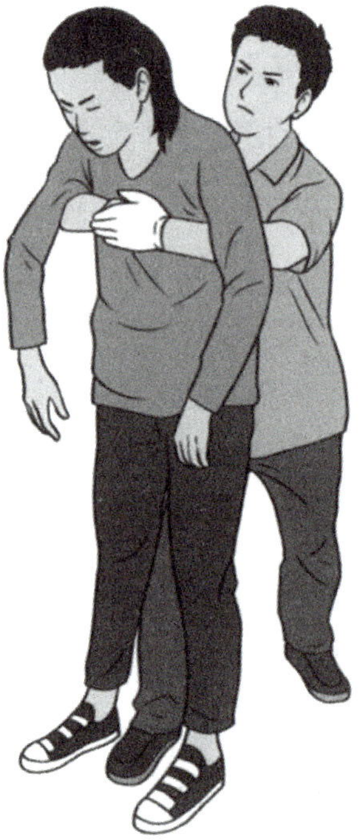

（三）1 岁以下有反应婴儿气道梗阻急救

1. 轻微气道梗阻

婴儿表现出轻微气道梗阻的体征，持续观察患儿梗阻改善情况，不要进行其他处置，直到情况好转。如出现严重气道梗阻，立即给予现场急救。

2. 背部拍击

将婴儿的身体置于一侧的前臂上，同时手掌将后头颈部固定，头部低于躯干。用另一手固定婴儿下颌角，并使婴儿头部轻度后仰打开气道。两前臂将婴儿固定，翻转呈俯卧位，保持头向下，利用重力帮助移除异物。救护员采取坐或跪的姿势，使婴儿安全地躺在腿上。用一手的大拇指固定支撑婴儿的头，另外 1 个或 2 个手指放在下颌的另一边。保持下颌的角度，不要挤压下颌软组织。用另一手的掌部在肩胛骨之间给予 5 次快速的拍打。检查每次拍打背部是否解除了气道梗阻，如解除，不一定要做足 5 次，每次拍击后查看气道梗阻有没有消除（图 2-28）。

图 2-27　胸部冲击

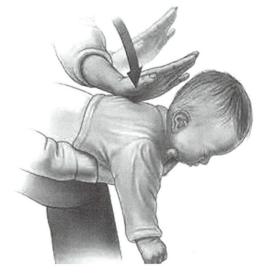

图 2-28　固定下颌角背部叩击

3. 胸部冲击

如果 5 次后背拍击仍未能消除气道梗阻，那么急救者应以一手掌托在婴儿枕部，使婴儿身体置于急救者两前臂之间，将婴儿翻转为仰卧姿势，头略低于躯干，以大腿为支撑，急救者用两手指在婴儿两乳头连线中点，以每秒 1 次的速度实施胸部快速冲击，重复 5 次。如果梗阻仍未去除，则 5 次背部拍击与 5 次胸部冲击交替进行，直至异物清除或婴儿没有反应（图 2-29）。

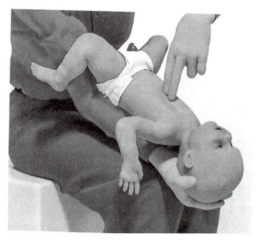

图 2-29 婴儿胸部冲击

（四）失去反应的气道梗阻急救

完全气道梗阻患者若失去反应，急救者应立即呼叫帮助，派人启动应急反应系统，将患者置于硬质平面，开始心肺复苏，不需要检查脉搏。先进行胸外按压，每次开放气道给予急救呼吸时，将患者嘴尽量打开，查找异物。如果看到容易去除的异物，用手将其去除；如果没有发现异物，继续进行心肺复苏。

如气道梗阻婴儿失去反应，则立即停止拍背，呼叫帮助，派人启动应急反应系统，从胸外按压开始心肺复苏，每次打开气道在咽喉后寻找造成梗阻的异物。如果看到异物容易取出，将其取出。在 2 分钟的心肺复苏后，启动应急反应系统（如果还没有人启动）。

（五）手指清除异物法

手指清除异物法一般只适用于可见异物，且为昏迷患者，应避免盲目用手指清除。急救者先用拇指及其他四指紧握着患者的下颌，并向前下方提牵，使舌离开咽喉后壁，以使异物上移或松动。之后急救者的拇指与食指交叉，前者抵于下齿列，后者压在上齿列，两手指交叉用力，强使口腔张开。急救者用另一手的食指沿其颊部内侧插入，在咽喉部或舌根处轻轻勾出异物。另一种方法是用一手的中指及食指伸入患者口腔内，沿颊部插入，在光线充足的条件下，看准异物夹出。手指清除异物法不适用于意识清楚者，因手指刺入咽喉可使患者恶心呕吐。勾取异物动作宜轻，切勿动作过猛或粗莽，以免反将异物推入呼吸道深处。

在气道异物清除的急救过程中，即使冲击方法实施正确，采用腹部冲击也有可能导致腹腔或胸腔并发症，如血管损伤、肋骨骨折、腹部器官破裂、膈破裂等。另外，还有可能导致胃内容物误吸而加重梗阻。因此，在气道梗阻解除后，要让患者转诊到医院。

小贴士

气道异物的预防：

◆给哺乳期的婴儿喂奶时，要注意时机，不要在婴儿过饱或过度饥饿时喂奶，不要在哭闹、嬉笑时喂奶，注意控制喂奶的量及速度，以免婴儿来不及吞咽导致呛咳或溢奶导致误吸。

◆指导儿童不要养成口内含物的习惯。当小孩口中含有食物的时候，不要引逗他们哭笑、说话或惊吓他们，以防将食物吸入气管。把容易吸入的小物品放在儿童触碰不到的地方。

◆当发生呕吐时，将头偏向一侧，使胃内容物容易吐出，以免误吸入气管。

◆避免进食时谈笑、狼吞虎咽，老年人及幼儿的食物要尽可能切小块、延长烹煮时间。

◆避免酗酒和醉酒。

◆如咽部有异物，不可轻易用手指挖取，也不可以吞咽大块食物的方法将异物吞入食道。

思考练习

（1）什么是心肺复苏生存链？

（2）简述徒手心肺复苏的操作技术要点。

（3）如何进行气道异物梗阻的急救？

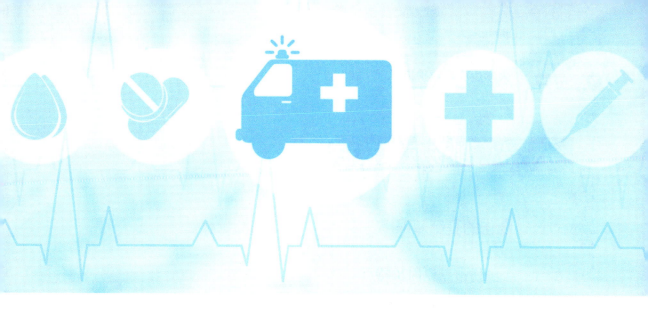

第三章 创伤救护

章节导读

创伤是常见的对人体的伤害。随着社会文明的进步和经济的发展，不少疾病已得到有效控制，创伤反而与日俱增，被称为发达社会疾病。在中国，每年因创伤致死的伤者数近百万。严重创伤患者伤情复杂、病情变化快，常因失血性休克和心脏压塞而迅速死亡，院前救护是创伤救治过程中的一个重要环节。严重创伤的应急救护要求快速、正确、有效，以挽救伤员的生命，防止损伤加重和减轻伤员的痛苦。

学习目标

熟悉创伤的基础知识。

掌握外伤出血止血方法。

掌握疑似内出血的判断与处理。

掌握创伤骨折的固定方法。

掌握患者搬运护送的正确方法。

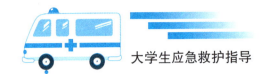

大学生应急救护指导

第一节 创伤应急救护

一、创伤的基础知识

(一)创伤常见原因及特点

创伤主要指机械性致伤因素(或外力)造成的机体损伤。广义的造成创伤的原因包括物理、化学、生物等因素。创伤常见原因有交通事故中发生的撞击、碾压,日常生产、生活中意外发生的切割、烧烫、电击、坠落、跌倒,以及自然灾害和武装冲突中发生的砸埋、挤压、枪击、爆炸等。这些都会造成各种创伤,导致人体组织结构的损害和功能障碍。

创伤的特点是发生率高,危害性大,严重的创伤如救治不及时将导致残疾,甚至威胁生命。了解创伤的特点,有助于在早期救治中及时采取有效的措施,以达到挽救生命和减轻伤残的目的。

(二)创伤主要类型

根据损伤形态、受伤部位等不同,对创伤可以用不同的方法分类。

(1)按有无伤口分类,可分为开放性损伤和闭合性损伤。其中,开放性损伤包括擦伤、割伤、撕脱伤及穿刺伤等;闭合性损伤包括挫伤、扭伤、拉伤、挤压伤、爆震伤、关节脱位、闭合性骨折和内脏损伤等。

(2)按受伤部位分类,可分为颅脑伤、颌面伤、颈部伤、胸部伤、腹部伤、脊柱伤、骨盆会阴部损伤、四肢伤等。

(3)按受伤部位的多少及损伤的复杂性分类,可分为单发伤、多发伤、多处伤、复合伤等。

在应急救护伤员时,应根据伤员的创伤类型选择相应的救护方法。

(三)创伤应急救护的目的

创伤应急救护的目的是争取在最佳时机、最佳地点,尽最大努力去救护最多的伤员。最佳时机即在创伤发生后的第一时间,由救护员及时采取相应的急救措施救护伤员,而不只是等待专业急救人员赶到现场。最佳地点是指在安全并便于抢救的地点救护伤员,不要在危险的环境中盲目救护伤员。应该在确保救护员和伤员都处于相对安全环境的情况下及时施救。这就需要救护员对现场的环境是否安全做出正确的判断,分析可能存在的危险因素，并采取相应措施。尽可能利用现场一切可以利用的物品，因地制宜，就地取材，与现场其他救护员协作，共同救护伤员。在充分发挥现场人力物力的情况下，科学有序地救护伤员，提高救护效率。尤其是在应急救护人力、物力不足的情况下，更应有序地抢救，避免做无序分散的抢救，才能达到救护最多伤员的目的。

二、创伤应急救护原则与程序

（一）创伤应急救护原则

在应急救护中，救护员要遵守救护原则。在有大批伤员等待救援的现场，应突出"先救命，后治伤"的原则，要尽量救护所有可能救活的伤员，不能只注意抢救受伤最重但几乎没有救活希望的伤员，使更多的本可以救活的伤员失去及时得到救护的时机。

经过救护培训的救护员，一般都掌握了现场的救命知识和技能，如清理呼吸道、保持呼吸通畅、止血、包扎等，应用于现场抢救，能够挽救伤员的生命。在医疗急救人员到达现场之前，救护员不应做过多的现场治疗，而应尽快处理危及伤员生命的外伤，如止住大出血、保持呼吸道通畅等。只要伤员情况允许，应及时将其转送到医院，以尽快得到专业医疗救治。如果在现场盲目治伤，还有可能造成更为严重的"二次损伤"。例如，在现场盲目复位骨折，可以造成骨折部位神经、血管的进一步压迫或挫伤，甚至断裂；盲目拔出插入伤口的较大异物，可以导致体内大出血，造成伤员在短时间内休克死亡。

（二）现场伤员的初步检查

创伤应急救护的目的是争取在最佳时机和地点，因地制宜就地取材，尽最大努力救护更多伤员。"先救命、后治伤"的应急救护原则要求现场救护员尽量通过止住大出血、包扎伤口、清理呼吸道、保持呼吸道通畅等技能救护有可能救活的伤员，把救命放在第一位，治疗创伤交给专业医务人员。

在应急救护中要注意对伤员身体重要部位的检查，因为救护针对的是伤员整体，而不仅仅是损伤局部。初次参加应急救护时，救护员常常因为紧张而把注意力只集中到伤口上，却忽视了检查伤员的重要部位和关注伤员整体情况的变化。

对伤员初步的检查和评估顺序：对于伤势较重的伤员，一般应在情况较平稳（如止住了活动性出血或解除了呼吸道梗阻）后，立即检查其头、胸、腹是否有致命伤。在确认没有致命伤之后，再进一步包扎没有活动性出血的伤口、固定骨折等，以避免耽误致命损伤的早期抢救。

对伤员头、胸、腹部的检查应在3分钟内完成，并迅速采取相应救护措施。检查顺序：

（1）观察伤员是否平稳，头部是否有出血。

（2）双手贴头皮触摸检查是否有肿胀、凹陷或出血。

（3）用手指从颅底沿着脊柱向下轻轻、快速地触摸，检查是否有肿胀或变形，检查时不可移动伤员。如果疑有颈椎损伤，应固定颈部。

（4）双手轻按双侧胸部，检查双侧呼吸活动是否对称、胸廓是否有变形或异常活动。

（5）双手上下左右轻按腹部，检查腹部软硬，是否有明显包块、压痛。

（6）观察伤员是否有骨盆、下肢以及脊柱损伤。

（7）检查血液循环，一旦颈动脉不能触及，立即施行CPR。一般也可按压伤员指甲，观察毛细血管充盈是否在2秒内恢复，估计血液循环大致状况。

初检后，救护员做出伤情判断，及时处置并掌握伤情变化（图3-1）。

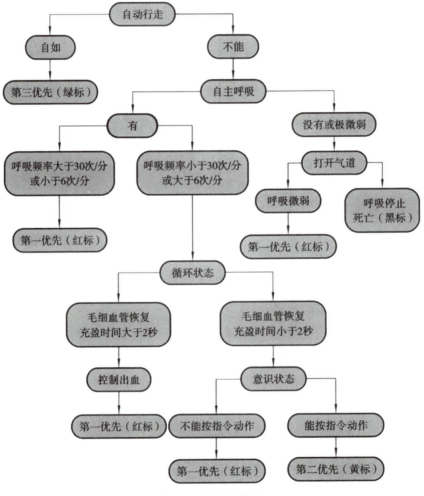

图3-1 检伤分类法

现场检查的方法以简便易行为宜,主要需依靠救护员的感官体察。以检查伤员血液循环状况为例,如果现场照明尚可,能够用肉眼观察,则可以压迫指甲,观察复充盈时间(是否在2s以内)来估计血液循环状况。

在没有光亮、肉眼看不见的情况下,可以用摸脉搏的方法判断循环状况:一般情况下,如果桡动脉搏动可触及,收缩压为90米mHg以上;如果桡动脉搏动不可触及,而股动脉搏动可触及,收缩压为70~80米mHg;如果仅颈动脉搏动可触及,则收缩压应已降至60米mHg左右;一旦颈动脉搏动不能触及,说明伤员血压已经不能维持大脑的血液供应,需要立即开始心肺复苏抢救。

第二节 创伤出血与止血

严重的创伤常引起大量出血而危及伤员的生命,在现场及时、有效地为伤员止血是挽救生命必须采取的措施。在医务人员到来之前为伤员止血,要根据现场条件,选择可行的止血措施,同时还要避免或尽量减少止血措施给伤员带来不必要的损伤。

血液由血浆和血细胞组成。成人的血液约占自身体重的8%,每千克体重含有60~80毫升血液。

一、出血类型与失血量

(一)出血类型

1. 按出血部位分

出血是指血管破裂导致血液流至血管外。按出血部位分为外出血与内出血。外出血是指血液经伤口流到体外,在体表可看到出血;内出血是指血液流到组织间隙、体腔或皮下,形成脏器血肿、积血或皮下淤血。外出血显而易见,严重的内出血常因在体表看不到而隐匿凶险。身体受到创伤时可能同时存在内、外出血。

2. 按血管类型分

血管分为动脉、静脉和毛细血管三种类型。根据发生出血损伤的血管类型,可分为动脉出血、静脉出血和毛细血管出血。

(1)动脉出血。动脉血含氧量高,血色鲜红。动脉内血液流速快,压力高,一旦动

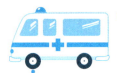

脉受到损伤，出血可呈涌泉状或随心搏节律性喷射。大动脉出血可导致循环血容量快速下降。

（2）静脉出血。静脉血含氧量少，血色暗红。静脉内血液流速较慢，压力较低，但静脉管径较粗，能存有较多的血液，当曲张的静脉或大的静脉损伤时，血液也会大量涌出。

（3）毛细血管出血。任何出血都包括毛细血管出血。开始出血时出血速度比较快，血色鲜红，但出血量一般不大。身体受到撞击可引起皮下毛细血管破裂，导致皮下淤血。

（二）失血量与症状

（1）轻度失血指失血量占全身血容量的20%（成人失血约800毫升）以下。伤者可有口渴、面色苍白、出冷汗、手足湿冷、脉搏快而弱（每分钟100次以上）等表现。

（2）中度失血指失血量占全身血容量的20%～40%（成人失血800～1600毫升）。可有面色苍白、手足湿冷、头昏、烦躁不安、呼吸急促、脉搏细弱、血压下降、尿量减少等表现。

（3）重度失血指失血量占全身血容量的40%（成人失血约1600毫升）以上。可有表情淡漠或昏迷，脉搏细、弱或摸不到，血压测不清，随时有生命危险。

二、外伤出血止血方法

（一）止血材料

常用的材料有无菌下敷料、绷带、三角巾、创可贴、止血带，也可用毛巾、手绢、衣物等代替。救护员在为伤员止血时要采取防止感染的措施，比如处理伤口前尽可能洗手，尽可能戴医用手套、口罩等。处理伤口时要保护好伤口，防止自身感染和感染扩散。处理伤口后要用肥皂、流动水彻底洗手，如自己皮肤被划伤，应尽快就医。

（二）少量出血的处理

伤员伤口出血不多时可做如下处理。

（1）救护员先洗净双手，最好戴上防护手套，然后用清水、肥皂把伤员伤口周围洗干净，用干净柔软的纱布或毛巾将伤口周围擦干。

（2）表面伤口和擦伤应该用干净的水冲洗，最好是用自来水，因为水压有利于冲洗。

（3）用创可贴或干净的纱布、手绢包扎伤口。注意：不要用药棉或有绒毛的布直接覆盖在伤口上。

（三）严重出血的止血方法

控制严重出血要分秒必争，立即采取止血措施，同时呼叫救护车。

1. 直接压迫止血法

直接压迫止血法是最直接、快速、有效、安全的止血方法，可用于大部分外出血的止血。

（1）救护员快速检查伤员伤口内有无异物，如有表浅小异物可将其取出。

（2）将干净的纱布块、手帕或其他干净布料作为下敷料覆盖到伤口上，用手直接压迫止血。注意，必须是持续用力压迫（图3-2）。

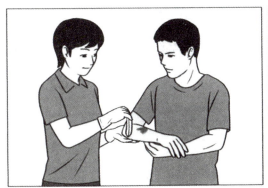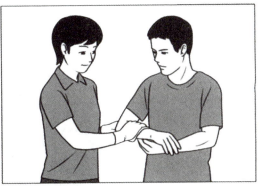

图 3-2　直接压迫止血

（3）如果敷料被血液湿透，不要更换，再取敷料覆盖在原有敷料上，继续压迫止血，等待救护车到来。

2. 加压包扎止血法

加压包扎止血法是在直接压迫止血的同时，再用绷带或三角巾加压包扎。

（1）首先直接压迫止血，压迫伤口的敷料应超过伤口周边至少3厘米。

（2）用绷带或三角巾环绕敷料加压包扎。

（3）包扎后检查肢体末梢血液循环。如包扎过紧影响血液循环，应重新包扎（图3-3）。

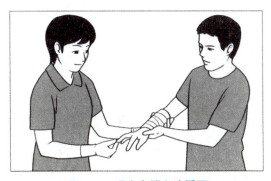

图 3-3　观察末梢血液循环

3. 止血带止血法

当四肢有大血管损伤时，直接压迫无法控制出血，或不能使用其他方法止血（如有多处损伤，伤口不易处理或伤病情况复杂）以致危及生命时，尤其在大型灾难现场等特殊情况下，可使用止血带止血。使用者应是接受过专门训练的。

（1）表带式止血带止血：上肢出血，在上臂上 1/3 处（如下肢出血，在大腿中上部）垫好绷带、毛巾、平整衣物等做的衬垫。将止血带缠绕在肢体上，将一端穿进扣环，并拉紧，以伤口停止出血为度（图 3-4）。用笔在明显部位注明结扎止血带的准确时间。

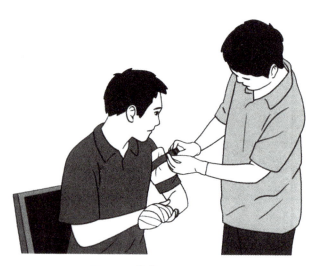

图 3-4　表带式止血带止血

（2）橡胶管止血带止血：在准备结扎的部位加好衬垫，救护员用左手拇指与食指、中指拿好止血带的一端(A端)约10厘米处，右手拉紧止血带缠绕伤肢连同救护员左手食指、中指两周，同时压住止血带的 A 端，然后将止血带的另一端（B端）用左手食指、中指夹紧，抽出手指时由食指、中指夹持 B 端，从两圈止血带下拉出一半，使其成为一个活结。如果需要松止血带时，只要将尾端拉出即可。

（3）布带止血带止血：救护员现场就地取材，利用三角巾、围巾、领带、红领巾、衣服、床单等作为布带止血带，尽可能在短时间内使用。方法：将三角巾或其他布料折叠成约 5 厘米宽平整的条状带。如上肢出血，在上臂的上 1/3 处（如下肢出血，在大腿的中上部）垫好衬垫（可用绷带、毛巾、平整的衣物等）。用折叠好的条状带在衬垫上加压绕肢体一周，两端向前拉紧，打一活结（也可先将条状带的中点放在肢体前面，平整地将条状带的两端向后环绕一周作为衬垫，交叉后向前环绕第二周，并打一活结）（图 3-5）。将一绞棒（如铅笔、筷子、勺把、竹棍等）插入活结的外圈内，然后提起绞棒旋转绞紧至伤口停止出血为度。将棒的另一端插入活结的内圈固定（或继续打结将绞棒的一端固定）。结扎好止血带后，在明显的部位注明结扎止血带的时间（图 3-6）。

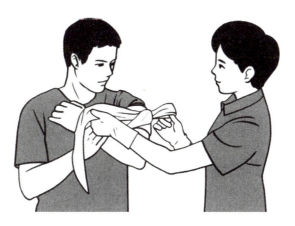

图 3-5　布带打活结

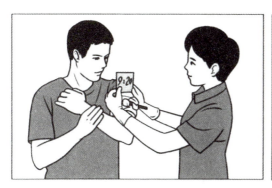 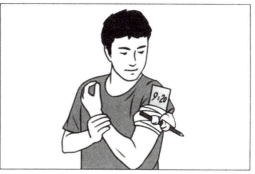

图 3-6　标记时间

> **小贴士**
>
> 　　用止血带止血具有潜在的不良后果，如止血带部位神经和血管的暂时性或永久性损伤，以及由肢体局部缺血导致的系统并发症，包括乳酸血症、高钾血症、心律失常、休克、肢体损伤和死亡，这些并发症与止血带的压力和阻断血流的时间有关。因此应慎用止血带止血。
>
> 　　用止血带前，应先将伤肢抬高，促使静脉血液回流，以减少血液流失。止血带不要直接结扎在皮肤上，应先用平整的衬垫垫好，再结扎止血带。结扎止血带的部位应在伤口的近端。上肢结扎应在上臂的上 1/3 处，避免结扎在上臂的中 1/3 以下，防止损伤桡神经；下肢结扎应在大腿中上部。

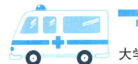

| 小贴士 | 对于损毁的肢体，也可把止血带结扎在靠近伤口的部位，这样有利于最大限度地保存肢体，特别是伤口以下的肢体可能需要截肢或在保留困难的情况下更需如此，以利于重建假肢。止血带松紧要适度，以伤口停止出血为度。结扎好止血带后，要在明显部位加上标记，注明结扎止血带的时间，应精确到分钟。禁止用细铁丝、电线、绳索等当作止血带。 |

三、疑似内出血的判断与处理

内出血可由外伤引起，如骨折或外物撞击，也可由非外伤引起，如胃溃疡出血、异位妊娠出血等。重要器官因积血而受到压迫会危及生命，如胸腔内、心包内以及颅内出血等。严重的内出血常导致失血性（低血容量性）休克。如果伤员出现休克症状但在体表见不到出血，应怀疑有严重的内出血。

（一）可疑内出血的一般判断

（1）伤员面色苍白，皮肤发绀。

（2）口渴，手足湿冷，出冷汗。

（3）脉搏快而弱，呼吸急促。

（4）烦躁不安或表情淡漠，甚至意识不清。

（5）发生过外伤或有相关疾病史。

（6）皮肤有撞击痕迹，局部有肿胀。

（7）体表未见到出血。

（二）根据体表腔道出血的判断

有时内出血的症状与出血部位有关，最明显的是通过体表腔道（如耳道、鼻腔、口腔等）流出鲜血或带血的液体，往往预示着相关脏器的损伤或疾病。

体表腔道出血与内出血的关系见表3-1所列。

表3-1 体表腔道出血与内出血的关系

出血部位	出血性状	可疑内脏出血原因
口腔	咯出血呈鲜红色、带泡沫	肺及支气管出血
	呕吐出血呈红色或暗红色	消化道出血
耳道	鲜红色血液	内、外耳道损伤或鼓膜穿孔
	稀薄血水	颅脑损伤、脑脊液外漏

续表

出血部位	出血性状	可疑内脏出血原因
鼻腔	鲜红色血液	鼻黏膜血管破裂
	稀薄血水	颅脑损伤、脑脊液外漏
肛门	鲜红色血液	痔或肛门、直肠损伤出血
	黑色柏油样便	胃肠道疾病或损伤出血
尿道	全程或间断性血尿偶带凝血块	膀胱、肾脏或尿道出血
阴道	鲜红色或暗红色血液	月经、流产、损伤或产后出血

（三）可疑内脏出血应急救护措施

（1）拨打急救电话或尽快送伤员去医院。

（2）伤员出现休克症状时，应立即采取救护休克伤员的措施。

（3）在救护车到来前，应密切观察伤员的呼吸和脉搏，保持气道通畅。

（4）不可给伤员饮食，以免影响手术麻醉。如口渴可湿润一下嘴唇。不要离开伤员，除非拨打急救电话和找人帮助。不要用热水袋或其他加热用品给伤员热敷。

第三节　创伤包扎技术

快速、准确地将伤口用敷贴、尼龙网套、纱布、绷带、三角巾或其他现场可以利用的布料包扎，是外伤救护的重要一环。它可以起到快速止血，保护伤口，防止进一步污染，减轻疼痛的作用，有利于伤员转运和进一步的治疗。

一、伤口种类与检查

伤口是细菌侵入人体的门户之一。如果伤口被细菌感染，就有可能引起局部或全身严重感染并发脓毒症、气性坏疽、破伤风等，严重损害健康，甚至危及生命。受伤以后，如果没有条件做清创手术，在现场要先进行包扎。包扎的目的有：

（1）保护伤口，防止进一步污染，减少感染机会。

（2）减少出血，预防休克。

（3）保护内脏、血管、神经和肌腱等重要解剖结构。

（4）有利于转运伤员。

(一)伤口种类

1. 割伤

被刀、玻璃等锋利的物品将组织整齐切开的伤。如伤及大血管,伤口会大量出血(图3-7)。

2. 瘀伤

受硬物撞击或压伤、钝物击伤,使皮肤深层组织出血,伤处淤血肿胀,皮肤表面青紫(图3-8)。

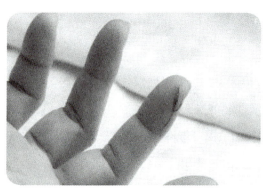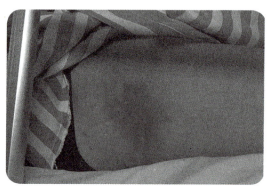

/ 图 3-7 割伤 / 图 3-8 瘀伤 /

3. 刺伤

被尖锐的小刀、针、钉子等扎伤,伤口小而深,易引起深层组织受损。

4. 挫裂伤

伤口表面参差不齐,血管撕裂出血,并黏附污物。

5. 枪伤

子弹可穿过身体而出或停留体内,体表可见 1～2 处伤口,体内组织、脏器等受伤。

(二)检查判断

现场处理时,要仔细检查伤口的位置、大小、深度、污染程度、有无异物及何种异物。

(1)伤口深,出血多,可能有血管损伤。

(2)胸部伤口较深时可能有气胸。

(3)腹部伤口可能有肝脾或胃肠损伤。

(4)肢体畸形可能有骨折。

(5)异物扎入人体可能损伤大血管、神经或重要脏器。

二、包扎材料与要求

（一）包扎材料

常用的包扎材料有创可贴、尼龙网套、三角巾、绷带、弹力绷带、胶带，以及就便器材，如手帕、领带、毛巾、头巾、衣服等。

1. 创可贴

有各种大小不同规格，弹力创可贴适用关节部位损伤。

2. 绷带

卷状绷带具有不同的规格，可用于身体不同部位的包扎，如手指，手腕，上、下肢等；普通绷带利于伤口渗出物的吸收；高弹力绷带适用于关节部位损伤的包扎。

3. 就地取材

干净的衣物、手帕、毛巾、床单、领带、围巾等可作为临时性的包扎材料。

4. 胶带

具有多种宽度，呈卷状，用于固定绷带及敷料。对一般胶带过敏的，应采用纸制胶带。

5. 三角巾

较常见的三角巾展开状态为底边135cm、两斜边均为93cm的等腰三角形，有顶角、底边、斜边与两个底角。在使用过程中可以根据具体情况将三角巾折叠成条形、燕尾式、环状或以原形进行包扎。

（二）包扎要求

包扎伤口动作要快、准、轻、牢。包扎时部位要准确、严密、不遗漏伤口。包扎动作要轻，不要碰触伤口，以免增加伤员的疼痛和出血。包扎要牢靠，但不宜过紧，以免妨碍血液流通和压迫神经。包扎前伤口上一定要加盖敷料。具体要求包括：

（1）尽可能戴医用手套做好自我防护。

（2）脱去或剪开衣服，暴露伤口，检查伤情。

（3）加盖敷料，封闭伤口，防止污染。

（4）动作要轻巧而迅速，部位要准确，伤口包扎要牢固，松紧适宜。

（5）较大伤口不要用水冲洗（烧烫伤、化学伤除外）。

（6）不要对嵌有异物或骨折断端外露的伤口直接包扎，不要试图复位突出伤口的骨折端。

（7）不要在伤口上用消毒剂或药物。

（8）如必须用裸露的手处理伤口，在处理完成后，用肥皂清洗双手。

三、包扎方法

（一）尼龙网套及自粘创可贴

尼龙网套及自粘创可贴是新型的包扎材料，应用于表浅伤口、头部及手指伤口的包扎。现场使用方便、有效。

1. 尼龙网套包扎

尼龙网套具有良好的弹性，使用方便。头部及肢体均可用其包扎。先用敷料覆盖伤口并固定，再将尼龙网套套在敷料上（图3-9）。

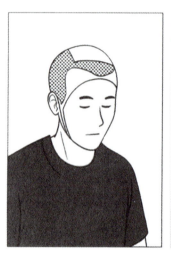
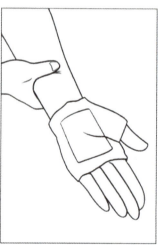
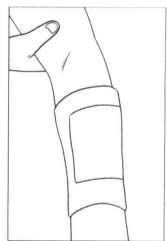

图3-9 头部、手部及前臂尼龙网套包扎

2. 各种规格的自粘创可贴包扎

创可贴透气性良好，具有止血、消炎、止痛、保护伤口等作用，使用方便，效果佳。选择大小合适的创可贴，除去包装，将中央部对准伤口贴上去即可。

（二）绷带包扎

（1）环形法

此法在绷带包扎中最常用，适用于肢体粗细较均匀处伤口的包扎。

（1）用无菌或干净的敷料覆盖伤口，固定敷料。

（2）将绷带打开，一端稍呈斜状环绕第一圈，将第一圈斜出一角压入环形内，环绕第二圈。

（3）加压、环形缠绕肢体4～5层，每圈盖住前一圈，绷带缠绕范围要超出敷料边缘。

（4）用胶布粘贴固定，或将绷带尾端从中央纵向剪成两个布条，两布条先打一结，然后再缠绕肢体打结固定（图3-10）。

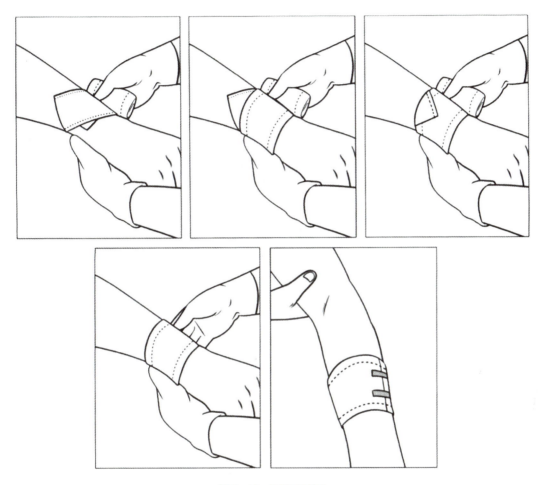

图3-10　环形包扎法

2. 回返包扎

适用于头部、肢体末端或断肢部位的包扎。

（1）用无菌或干净的敷料覆盖伤口。

（2）先环形固定两圈，固定时前方齐眉，后方达枕骨下方。

（3）左手持绷带一端于头后中部，右手持绷带卷，从头后方向前绕到前额。

（4）固定前额处绷带向后反折。

（5）反复呈放射性反折，直至将敷料完全覆盖（图3-11）。

（6）环形缠绕两圈，将上述反折绷带固定（图3-12）。

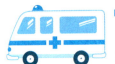

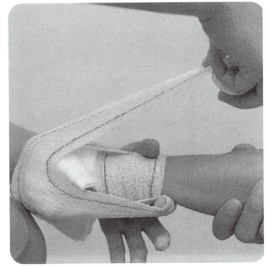 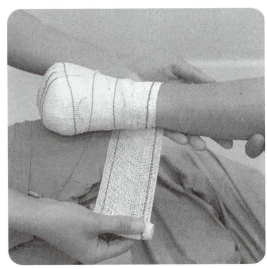

/ 图 3-11 反复呈放射性反折 / 图 3-12 头部回返包扎法

3. 8形字包扎

手掌、手背、踝部和其他关节处伤口选用8形字包扎，包扎关节时绕关节上下呈8字形缠绕（图3-13）。

（1）用无菌或干净的敷料覆盖伤口。

（2）包扎手时从腕部开始，先环形缠绕两圈。

（3）然后经手和腕呈"8"字形缠绕。

（4）最后将绷带尾端在腕部固定。

4. 螺旋包扎

螺旋包扎适用于粗细不明显的肢体、躯干部位的包扎。

（1）用无菌或干净的敷料覆盖伤口。

（2）先环形绕两圈。

（3）从第三圈开始，环绕时压住前一圈的1/2或1/3。

（4）最后用胶布粘贴固定（图3-14）。

5. 螺旋反折包扎

螺旋反折包扎用于肢体上下粗细明显部位的包扎，如小腿、前臂等。

（1）先用环形法固定始端。

（2）以螺旋方式每圈反折一次，反折时，以左手拇指按住绷带上面的正中处，右手将绷带向下反折，向后绕并拉紧。反折处不要在伤口上（图3-15）。

第三章 创伤救护

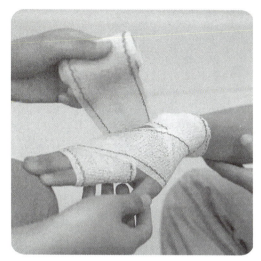
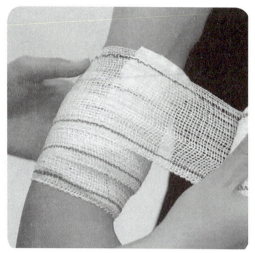

/ 图 3-13　手部 8 字包扎法 / 图 3-14　螺旋包扎法 /

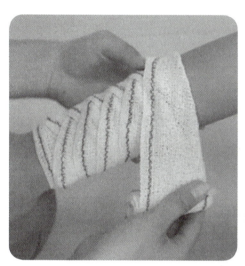
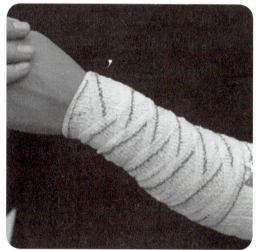

图 3-15　螺旋反折包扎法

（三）三角巾包扎

使用三角巾时，注意边要固定，角要拉紧，中心伸展，敷料贴实。在应用时可按需要折叠成不同的形状，适用于不同部位的包扎。

（1）头顶帽式包扎

（1）将三角巾的底边折叠 1～2 横指宽，边缘置于伤员前额齐眉处，顶角向后。

（2）三角巾的两底角经两耳上方拉向头后部枕骨下方交叉并压住顶角。

（3）绕回前额齐眉打结。

（4）将顶角拉紧，折叠后掖入头后部交叉处内（图 3-16）。

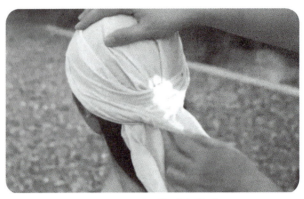

图 3-16 头顶帽式包扎法

2. 单肩包扎

（1）将三角巾折叠成燕尾式，燕尾夹角约 90°，大片在后压住小片，放于肩上。

（2）燕尾夹角对准伤侧颈部。

（3）燕尾底边两角包绕上臂上部并打结固定。

（4）拉紧两燕尾角，分别经胸、背部至对侧。在腋前线或腋后线处打结（图 3-17）。

3. 双肩

（1）将三角巾折叠成燕尾式，两燕尾角相等，燕尾夹角约 100°。

（2）披在双肩上，燕尾夹角对准颈后正中部。

（3）燕尾角过肩，由前向后包肩于腋前或腋后，与燕尾底边打结（图 3-18）。

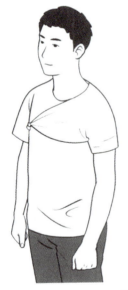 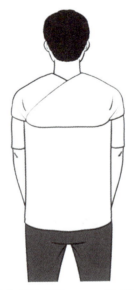 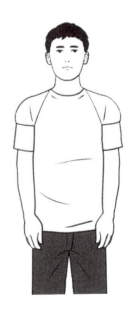

/ 图 3-17 单肩包扎法 / 图 3-18 双肩包扎法 /

4. 双侧胸部包扎

（1）将三角巾折叠成燕尾式，两燕尾角相等，燕尾夹角约100°。

（2）置于胸前，夹角对准胸骨上凹。

（3）两燕尾角过肩于背后。

（4）将燕尾顶角系带，围胸与底边在背后打结。

（5）将一燕尾角系带拉紧绕横带后上提。

（6）再与另一燕尾角打结。

（7）背部包扎时，将燕尾巾调到背部即可（图3-19）。

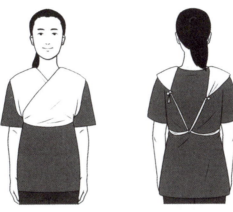

图3-19 双侧胸部包扎法

5. 单侧胸部包扎

（1）将三角巾展开，顶角放在伤侧肩上。

（2）底边向上反折置于胸部下方，并从胸部绕至背部的侧面打结。

（3）将顶角拉紧，顶角系带穿过打结处上提系紧（图3-20）。

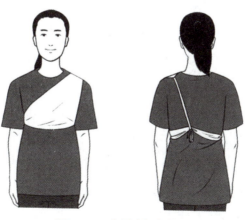

图3-20 单侧胸部包扎法

6. 腹部包扎

（1）三角巾底边向上，顶角向下横放在腹部，顶角对准两腿之间。

（2）两底角围绕腹部至腰后打结。

（3）顶角由两腿之间拉向后面与两底角连接处打结。

7. 单侧臀部包扎

（1）将三角巾折叠成燕尾式，燕尾夹角约 60° 朝下对准外侧裤线。

（2）伤侧臀部的后大片压住前面的小片。

（3）顶角与底边中央分别过腹腰部到对侧打结。

（4）两底角包绕伤侧大腿根部在大腿前面打结。

8. 侧腹部包扎

将三角巾的大片置于侧腹部，压住后面的小片，其余操作方法与单侧臀部包扎相同，但两底角包扎伤侧大腿根部在大腿后面打结。

9. 手足包扎

（1）将三角巾展开。

（2）手指或足趾尖对向三角巾的顶角。

（3）手掌或足平放在三角巾的中央。

（4）指缝或趾缝间插入敷料。

（5）将顶角折回，盖于手背或足背。

（6）两底角分别围绕到手背或足背交叉。

（7）再在腕部或踝部围绕一圈后在腕部背侧或踝部前方打结。

10. 膝部（肘部）带式包扎

（1）将三角巾折叠成适当宽度的带状巾。

（2）将中段斜放于伤部，两端向后交叉缠绕，返回时分别压于中段上、下两边。

（3）包绕肢体一周，在肢体外侧打结（图 3-21）。

11. 小悬臂带

小悬臂带用于上臂骨折及上臂、肩关节损伤。

（1）将三角巾折叠成适当宽度的带状巾。

（2）三角巾中央放在前臂的下 1/3 处或腕部。

（3）一底角放于健侧肩上，另一底角放于伤侧肩上。

（4）两底角绕颈，在颈侧方打结。

（5）将前臂悬吊于胸前（图3-22）。

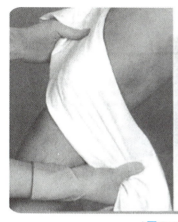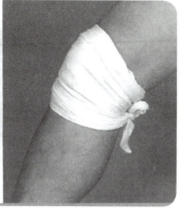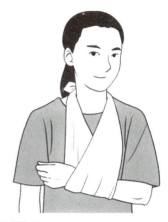

/ 图 3-21　三角巾膝部包扎法 / 图 3-22　小悬臂带 /

12. 大悬臂带

大悬臂带用于前臂、肘关节等的损伤。

（1）三角巾顶角对着伤肢肘关节，一底角置于健侧胸部过肩于背后。

（2）伤臂屈肘（功能位）放于三角巾中部。

（3）另一底角包绕伤臂反折至伤侧肩部。

（4）两底角在颈侧方打结，顶角向肘部反折，用别针固定或卷紧后掖入肘部，也可将顶角系带绕背部至对侧腋前线与底边相系。

（5）将前臂悬吊于胸前。

第四节　创伤骨折固定

骨折固定是创伤救护的一项基本任务。正确良好的固定能迅速减轻伤员伤痛，减少出血，防止损伤脊髓、神经、血管等重要组织，也是搬运伤员的基础，有利于转运后的进一步治疗。

一、骨折概述

骨由于受直接外力（撞击、机械碾伤）、间接外力（外力通过传导、杠杆、旋转和肌肉收缩）、积累性劳损（长期、反复、轻微的直接或间接损伤）等因素的作用，其完整性和连续性发生改变，称为骨折（图3-23）。

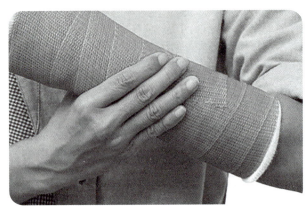

图 3-23　骨折

（一）骨折固定的目的

（1）制动，减少伤员的疼痛。

（2）避免损伤周围组织、血管、神经。

（3）减少出血和肿胀。

（4）防止闭合性骨折转化为开放性骨折。

（5）便于搬运伤员。

（二）骨折类型

1. 闭合性骨折

骨折断端不与外界相通，骨折处的皮肤、黏膜完整。

2. 开放性骨折

骨折局部皮肤、黏膜破裂损伤，骨折端与外界相通，易继发感染。

（三）骨折的程度

1. 完全性骨折

骨的完整性和连续性全部被破坏或中断。骨断裂成三块以上碎块的又称为粉碎性骨折。

2. 不完全性骨折

骨未完全断裂，仅部分骨质破裂，如裂缝、凹陷、青枝骨折。

3. 嵌顿性骨折（嵌插骨折）

断骨两端互相嵌在一起。

（四）骨折判断

1. 疼痛

突出表现是剧烈疼痛，受伤处有明显的压痛点，移动时有剧痛，安静时疼痛减轻。根据疼痛的轻重和压痛点的位置，可以大体判断骨折的部位。无移位的骨折只有疼痛没有畸形，但局部可有肿胀和血肿。

2. 肿胀或瘀斑

出血和骨折端的错位、重叠，都会使外表肿胀，瘀斑严重。

3. 功能障碍

原有的运动功能受到影响或完全丧失。

4. 畸形

骨折时肢体会发生畸形，呈现短缩、成角、旋转等。

5. 血管、神经损伤

上肢损伤检查桡动脉有无搏动，下肢损伤检查足背动脉有无搏动。触压伤员的手指或足趾，询问有无感觉，手指或足趾能否自主活动。

二、固定材料

（一）脊柱部位固定

1. 颈托

颈托为颈部固定装置。尽量将受伤颈部制动，保护受伤的颈椎免受进一步损害，也防止损伤的颈椎伤及脊髓。颈托的应用方法：伤员坐位时，救护员位于伤员的背后，用手固定伤员头部为正中位；将五指并拢，测量伤员锁骨至下颌角之间的距离（颈部高度），根据伤员颈部的高度调节颈托于合适宽度；固定颈托于下颌部，另一侧从颈后环绕，两端粘贴固定（图3-24）。

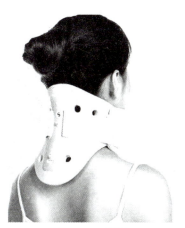

图3-24 颈托

2. 铝芯塑型夹板

将夹板弯曲环绕颈部，固定颈椎。

3. 脊柱板、头部固定器

脊柱板由一块纤维板或木板构成，长约 180cm，板四周有相对的孔用于固定带的固定和搬运。应用脊柱板要配合颈托、头部固定器及固定带，适用于脊柱受伤的伤员。

4. 躯干夹板

躯干夹板专用于狭窄的空间，一般用于坐位的脊柱损伤的伤员（如将伤员从汽车座位中移出），给伤员佩戴颈托，保持伤员的躯干、头部和脊柱于正中位置。其应用方法如下：伤员戴上颈托，确保颈部制动，将躯干夹板放于伤员的背后，其正中位置紧贴脊柱；围住伤员身体，上贴住腋窝，躯干夹板上的固定带绕过身体前面固定套在另一边扣上；依次绑好前额、下颌、胸前绑带，将髋部固定。

（二）四肢部位固定

1. 充气式夹板

充气式夹板为塑料制品，用于四肢骨折，也可用于止血，防止进一步感染和水肿。使用时救护员先将充气夹板拉链拉开包裹伤肢，再拉上拉链，将夹板气囊阀门拉起打开，口吹气至膨胀坚硬，然后将气囊阀门下压即关闭阀门。解脱夹板先将气阀上拉，放气后再拉开拉链。

2. 铝芯塑型夹板

铝芯塑型夹板用于四肢骨折，可调节夹板的长度。夹板表面有衬垫，可直接固定。

3. 四肢各部位夹板

四肢各部位夹板分为上臂、前臂、大腿、小腿的固定板，并带有衬垫和固定带。

4. 小夹板

小夹板用于肢体的骨折固定（图 3-25），肢体不同部位的骨折有不同型号的组合夹板。小夹板对局部皮肤肌肉损伤小。

当现场无上述固定材料时，也可用杂志、硬纸板、木板、折叠的毯子、树枝、雨伞等作为临时夹板，或将受伤上肢缚于躯干，或将受伤下肢固定于健肢。

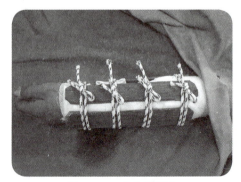

图 3-25 小夹板固定

第三章 创伤救护

> **知识链接**

固定原则

现场环境安全,救护人员做好自我防护。

(1)首先检查伤员的意识、呼吸、脉搏并处理其他危及生命的情况。

(2)置伤员于适当位置,用绷带、三角巾、夹板固定受伤部位。

(3)夹板的长度应能将骨折处的上下关节一同固定,夹板与皮肤、关节、骨突出部位之间加衬垫,固定时操作要轻。

(4)骨断端暴露,不要拉动,不要送回伤口内,开放性骨折现场不要冲洗,不要涂药,应该先止血、包扎再固定。

(5)固定时,在可能的条件下,上肢为屈肘位,下肢呈伸直位。先固定骨折的上端(近心端),再固定下端(远心端),绑带不要系在骨折处,骨折两端应该分别固定至少两条固定带。

(6)暴露肢体末端以便观察血运。

(7)严密观察伤员其他情况。

三、固定方法

根据现场的条件和骨折的部位采取不同的固定方式。固定要牢固,不能过松或过紧。在骨折和关节突出处要加衬垫,以加强固定和防止皮肤损伤。取材时根据伤情选择固定器材,也可根据现场条件就地取材。

固定的操作要点如下:

(1)置伤员于适当位置,就地施救。

(2)夹板与皮肤、关节、骨突出部位之间加衬垫,固定时操作要轻。

(3)先固定骨折的上端(近心端),再固定下端(远心端),绑带不要系在骨折处,骨折两端应该分别固定至少两条固定带。

(4)前臂、小腿部位的骨折,尽可能在损伤部位的两侧放置夹板固定,以防止肢体旋转及避免骨折断端相互接触。

(5)固定时,在可能的条件下,保持上肢呈屈肘位,下肢呈伸直位。

(6)应露出指(趾)端,便于检查末梢血液循环。

（一）锁骨骨折

锁骨骨折多由摔伤或车祸引起，表现为锁骨变形，有血肿，肩部活动时疼痛加重。

1. 锁骨固定带

（1）伤员取坐位，双肩向后正中线靠拢。

（2）安放锁骨固定带。

2. 前臂悬吊固定

如无锁骨固定带，现场可用两条三角巾，对伤肢进行固定。一条三角巾悬吊并托住伤肢，另一条三角巾折叠成宽带在伤肢肘上方将其固定于躯干。如无三角巾可用围巾代替，或用自身衣襟反折固定。

（二）上肢骨折

1. 上臂骨折（肱骨干骨折）

上臂骨折由摔伤、撞伤和击伤所致。上臂肿胀、淤血、疼痛，有移位时出现畸形，上肢活动受限。桡神经紧贴肱骨干，易发生损伤。固定时，骨折处要加厚垫保护，以防止桡神经损伤。

（1）木板固定。

①取两块木板，一块木板放于上臂外侧，从肘部到肩部，另一块放于上臂内侧，从肘部到腋下。

②放衬垫。

③用绷带或三角巾固定骨折部位的上、下两端，屈肘位用小悬臂带悬吊前臂。

④指端露出，检查末梢血液循环。

（2）纸板固定

现场如无小夹板和木板，可用纸板或杂志、书本代替。

①将折叠成适当宽度及长度的纸板或杂志分别放于上臂的内、外两侧。

②伤肢与固定物间加衬垫。

③用布带捆绑，可起到暂时固定作用。

④固定后同样以屈肘位悬吊前臂。

⑤指端露出，检查末梢血液循环。

2. 上臂下段骨折（肱骨髁上骨折）

上臂下段骨折位置低，接近肘关节，局部有肱动脉、尺神经及正中神经，容易发生损伤。骨折后局部肿胀、畸形，肘关节呈半屈位。上臂下段骨折时在现场不宜用夹板固定，因可增加血管、神经损伤的机会。

（1）直接用三角巾或围巾等将上肢固定于躯干。

（2）指端露出，检查末梢血液循环。

3. 前臂骨折（桡、尺骨骨折）

前臂骨折可为桡骨或尺骨骨折，也可为桡、尺骨双骨折。前臂骨折相对稳定，血管、神经损伤机会较小，可使用夹板固定。

（1）取两块木板固定。

（2）将木板分别置于前臂的外侧和内侧，加用三角巾或绷带捆绑固定。

（3）屈肘位用大悬臂带将伤肢悬吊于胸前。

（4）指端露出，检查末梢血液循环（图3-26）。

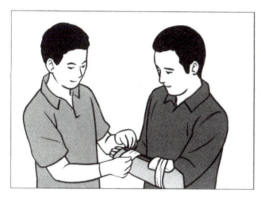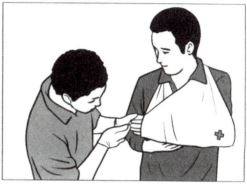

图3-26　两块夹板固定

（三）下肢骨折

1. 大腿骨折（股骨干骨折）

大腿骨粗大，骨折常由巨大外力，如车祸、高空坠落及重物砸伤所致，损伤严重，出血多，易出现休克。骨折后大腿肿胀、疼痛、变形或缩短，可使用木板固定。

（1）取两块木板，一块长木板从伤侧腋窝到外踝，一块短木板从大腿根部内侧到内踝，分别放于伤腿的外侧及内侧。

（2）在腋下、膝关节、踝关节骨突部放棉垫保护，空隙处用柔软物品填实。

（3）用7条宽带固定。依次固定骨折上、下两端，然后固定腋下、腰部、髋部、小腿、踝部（图3-27）。

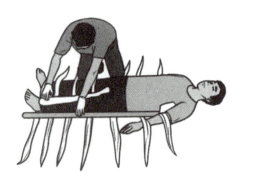 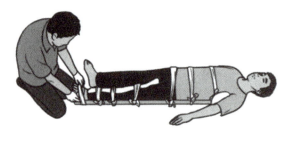

图 3-27 大腿骨折两块夹板固定

（4）如只有一块木板则放于伤腿外侧，从腋下到外踝。

（5）内侧木板用健侧肢代替，两下肢之间加衬垫，固定方法同上。

（6）8字法固定足踝。将宽带置于踝部，环绕足背交叉，再经足底中部回至足背，在两足间打结。

（7）趾端露出，检查末梢血液循环。

2. 小腿骨折（胫、腓骨骨折）

小腿骨折，尤其是胫骨骨折，骨折端易刺破小腿前方皮肤，造成骨外露。因此，在骨折处要加厚垫保护。出血、肿胀严重时会导致骨筋膜室综合征，造成小腿缺血、坏死，发生肌肉挛缩畸形。小腿骨折使用木板固定，固定时切忌固定过紧。

（1）取两块木板，一块长木板从伤侧髋关节到外踝，一块短木板从大腿根部内侧到内踝，分别放于伤肢的外侧及内侧。

（2）在关节、踝关节骨突部放衬垫保护，空隙处用柔软物品垫实。

（3）5条宽带固定。先固定骨折上、下两端，然后固定髋部、大腿。

（4）"8"字法固定足踝。

（5）趾端露出，检查末梢血液循环。

（四）开放性骨折

（1）将敷料覆盖外露骨及伤口。

（2）在伤口周围放置环形衬垫，用绷带包扎固定。

（3）夹板或健侧肢、躯干固定骨折部位。

（4）如出血多，则需要使用止血带。

（5）不要将外露骨还纳，以免污染伤口深部，造成血管、神经的再损伤。

第三章 创伤救护

第五节 关节脱位与扭伤

一、脱臼

脱臼

（一）关节脱位

关节脱位又称脱臼，指组成关节的骨之间部分或完全失去正常的对合关系。关节脱位多由外力撞击或肌肉猛烈牵拉引起，如摔倒时，肩部或肘部先着地就很容易引起脱位。关节脱位多见于肩关节、肘关节、下颌关节和指关节，常合并韧带损伤，甚至关节软骨和滑膜损伤。

（二）肘关节脱位的复位手法

（1）伤者呈坐位，助手握住上臂作对抗牵引。治疗者一手握患者腕部，向原有畸形方向持续牵引，另一只手手掌自肘前方向肱骨下端向后推压，其余四指在肘后将鹰嘴突向前提拉，即可使肘关节复位。

（2）复位后将肘关节屈曲90°，用三角巾悬吊于胸前，或用长石膏托固定。2~3周后可去除外固定，辅以积极的功能锻炼，以恢复肘关节的功能。

> **小贴士**
>
> 发生肘关节脱位时，如果周围无救护者，伤者本人不能强行将处于半伸位的伤肢拉直，以免引起更大的损伤。可用健侧手臂解开衣扣，将衣襟从下向上兜住伤肢前臂，系在领口上，使伤肢肘关节呈半屈曲位固定在前胸部，再前往医院接受治疗。
>
> 如果有人救助，若救护者对骨骼不熟悉，不能判断关节脱位是否合并骨折，就不要轻易实施肘关节脱位复位法，以防损伤血管和神经，可用三角巾将伤者的伤肢呈半曲位悬吊固定在前胸部，再送往医院。

二、扭伤

关节扭伤指关节周围软组织（如关节囊、韧带、肌腱等）发生的过度牵拉、撕裂等损伤。关节扭伤多由于外力的作用，关节骤然向一侧过度活动而引起。关节扭伤多见于踝关节、膝关节和腕关节。

关节脱位和扭伤有时与骨折同时发生，受伤的部位出现肿胀、疼痛、畸形、活动受限等，在现场不易区分。发生扭伤和关节脱位时的救护方法如下：

（1）扶伤员坐下或躺下，尽量舒适。

（2）不要随意搬动或揉受伤的部位，以免加重损伤。

（3）用毛巾浸冷水或用冰袋冷敷肿胀处30分钟左右，可减轻肿胀。

扭伤

（4）按骨折固定的方法固定伤处。在肿胀处可用厚布垫包裹，用绷带或三角巾包扎固定时应尽量宽松。

（5）在可能的情况下垫高伤肢，有利于缓解肿胀。

（6）每隔10分钟检查一次伤肢远端血液循环。若循环不好，应及时调整包扎。

（7）尽快送伤员到医院检查治疗，必要时呼叫救护车。

（8）不要喂伤员饮食，以免影响可能需要的手术麻醉。

受伤后72小时内不要热敷受伤部位，以免加重出血和肿胀；72小时后如果肿胀得到控制，可以热敷，以促进血液循环和伤处的恢复。

第六节　伤员的搬运救护

一般来说，如果现场环境安全，救护伤员应尽量在现场进行，在救护车到来之前，为挽救生命、防止伤病恶化争取时间。只有在现场环境不安全，或是受局部环境条件限制、无法实施救护时，才可搬运伤员。搬运和护送伤员应根据救护员和伤员的情况，以及现场条件采取安全和适当的措施。

一、搬运护送伤员的目的和原则

（一）搬运护送伤员的目的

1. 使伤员尽快脱离危险区

现场潜在的危险因素如下：

（1）可能发生起火、爆炸或有较浓的烟雾。

（2）有电击伤的可能。

（3）有害物质出现泄漏。

（4）自然灾害可能随时发生。

（5）交通事故现场有过往车辆。

（6）建筑物有倒塌的可能。

（7）环境过冷或过热。

（8）其他未知的危险因素。

2. 改变伤员所处的环境，以利于抢救

现场难以实施救护措施的环境如下：

（1）伤员所处的地点狭窄。

（2）伤员被困在狭小空间内（如汽车车厢内）。

（3）伤员所处位置妨碍对其他伤员进行救护。

（4）需要将伤员运至硬的平面进行心肺复苏。

3. 安全转送医院进一步治疗

将伤员安全转送医院，有助于进一步治疗。

（2）搬运护送伤员的原则

（1）搬运应有利于伤员的安全和进一步救治。

（2）搬运前应做必要的伤病处理（如止血、包扎、固定）。

（3）根据伤员的情况和现场条件选择适当的搬运方法。

（4）搬运前应做必要的准备。

（5）搬运护送过程中应保证伤员安全，防止发生二次损伤。

（6）一旦伤员病情变化，及时采取救护措施。

二、搬运护送方法

搬运、护送似乎是件简单而平常的事情，是一个用力搬运和交通运输的问题，与医疗、急救无密切关系。然而，事实并非如此。搬运、护送不当可使危重伤员在现场的救护前功尽弃。不少已被急救处理较好的伤员，往往在不正确的运送途中病情加重、恶化；有些伤员因经不住路途颠簸或病情恶化，不能及时施以急救而丧失生命。常用的搬运方法有徒手搬运法和使用器材搬运法。应根据伤员伤病情况和运送距离远近而选择适当的搬运方法。徒手搬运法适用于伤病较轻、无骨折、转运路程较近的伤员；使用器材搬运法适用于伤病较重、不宜徒手搬运以及转运路程较远的伤员。

（一）徒手搬运法

1. 单人徒手搬运法

（1）扶行法。

扶行法适用于搬运单侧下肢有轻伤但没有骨折，两侧或一侧上肢没有受伤，在救护员帮助下能行走的伤员。

①救护员站在伤员没有受伤的上肢一侧，将伤员的上肢从救护员颈后绕到肩前。

②救护员用一只手抓住放在自己肩前的伤员的手，用另一只手扶住伤员的腰部。

③救护员搀扶伤员行走。

特别提示：救护员与伤员的身高不应相差太远。

（2）背负法。

背负法适用于搬运意识清醒、老弱或年幼、体型较小、体重较轻，两侧上肢没有受伤或仅有轻伤，没有骨折的伤员。

①救护员背向伤员蹲下，让伤员将双臂环抱于救护员的胸前，双手紧握。

②救护员用双手抓住伤员，慢慢站起，然后前行（图3-28）。

（3）抱持法（手抱法）。

抱持法适用于搬运年幼体轻、伤病较轻或只有手足部骨折的伤员。

①救护员蹲在伤员的一侧，面向伤员。

②救护员将一侧手臂放入伤员的大腿下，用另一侧手臂环抱伤员的背部。

③将伤员轻轻抱起，然后前行。

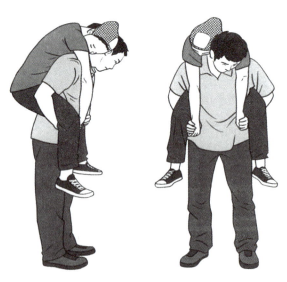

图3-28　背负法

（4）拖行法。

拖行法适用于在现场环境危险的情况下，搬运不能行走的伤员。

①腋下拖行法：

将伤员的手臂横放于胸前；

救护员的双臂置于伤员的腋下，双手抓紧伤员对侧手臂；

将伤员缓慢向后拖行（图3-29）。

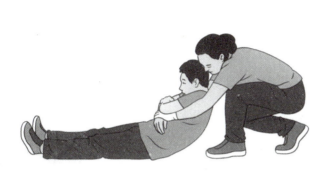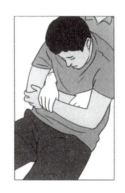

图3-29　腋下拖行法

②衣服拖行法：

将伤员外衣扣解开，衣服从背后反折，中间段托住颈部和头后部；

救护员抓住垫于伤员头后部的衣服，缓慢向后方拖行（图3-30）。

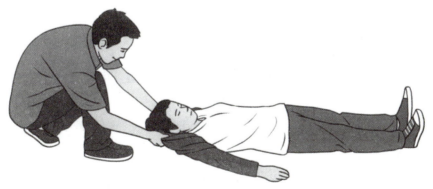

图3-30　衣服拖行法

③毛毯拖行法：

将伤员放在毛毯上或用毛毯、被单、被罩等将伤员包裹，救护员拉住毛毯、被单、被罩等缓慢向后拖行（图3-31）。

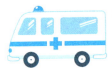

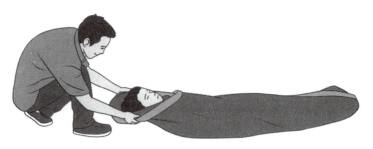

图 3-31　毛毯拖行法图

（5）爬行法。

爬行法适用于在空间狭窄或有浓烟的环境下，搬运两侧上肢没有受伤或仅有轻伤的伤员。

①救护员用布带将伤员双腕捆绑于胸前。

②救护员骑跨于伤员的躯干两侧，将伤员的双手套在救护员颈部。

③救护员用双手着地，或用一只手保护伤员头颈部，用另一只手着地。

④救护员抬头使伤员的头、颈、肩部离开地面，拖带伤员前行（图3-32）。

特别提醒：上述方法不适用于可能有脊柱损伤的伤员。

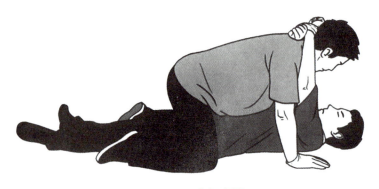

图 3-32　爬行法图

2. 双人徒手搬运法

（1）轿杠式。

轿杠式适用于搬运无脊柱、骨盆及大腿骨折，能用双手或一只手抓紧救护员的伤员。

①两名救护员面对面，各自用左手握住自己的右手腕，再用右手握住对方左手腕。

②救护员蹲下，让伤员将两侧上肢分别（或一侧上肢）放到救护员的颈后（或背后），再坐到相互握紧的手上。

③两名救护员同时站起，行走时同时迈出外侧的腿，保持步调一致（图3-33）。

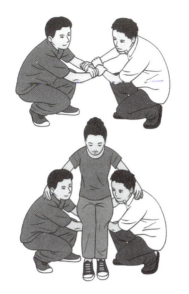
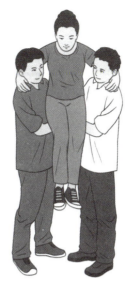

图 3-33　轿杠式

（2）椅托式。

椅托式适用于搬运无脊柱、骨盆及大腿骨折，清醒但体弱的伤员。

①两名救护员面对面各自伸出相对的一只手并互相握紧对方手腕。

②救护员蹲下，让伤员坐到相互握紧的两手上，其余两手在伤员背后交叉，抓住伤员的腰带。

③两名救护员同时站起，行走时同时迈出外侧的腿，保持步调一致（图3-34）。

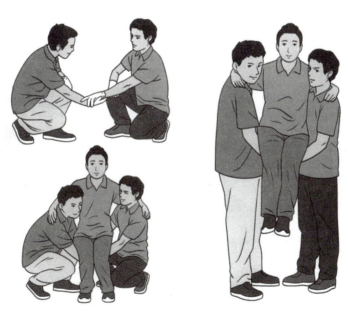

图 3-34　椅托式

（3）拉车式（前后扶持法）

拉车式适用于在狭窄地方搬运无上肢、脊柱、骨盆及下肢骨折的伤员，或用于将伤员移上椅子、担架。

①扶伤员坐起，将伤员的双臂横放于胸前。

②一名救护员在伤员背后蹲下，将双臂从伤员腋下伸到其胸前，双手抓紧伤员的前臂。

③另一名救护员在伤员腿旁蹲下，将伤员两足交叉，用双手抓紧伤员的踝部（或用一只手抓紧踝部，腾出另一只手拿急救包）。

④两名救护员同时站起，一前一后地行走。

⑤另一名救护员也可蹲在伤员两腿之间，双手抓紧伤员膝关节下方。两名救护员同时站起，一前一后地行走（图3-35）。

（4）三人徒手搬运法。

①三名救护员单膝跪在伤员一侧，分别在肩部、腰部和膝踝部将双手伸到伤员对侧，手掌向上抓住伤员。

②由中间的救护员指挥，三人协调动作，同时用力，保持伤员的脊柱为一轴线平稳抬起，放于救护员大腿上。

③救护员协调一致将伤员抬起。如将伤员放下，可按相反的顺序进行（图3-36）。

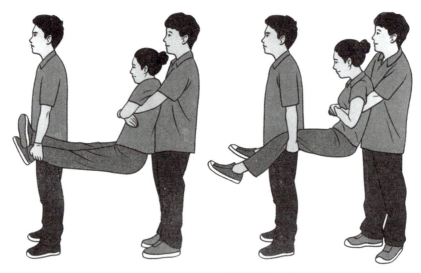

图3-35　拉车式（前后扶持法）

第三章　创伤救护

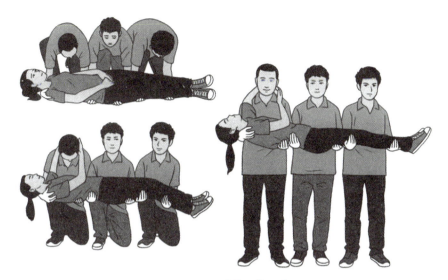

图 3-36　三人徒手搬运法

（二）使用器材搬运法

担架是运送伤员最常用的工具，担架的种类很多。一般情况下，对肢体骨折或怀疑脊柱受伤的伤员都需使用器材搬运法，可使伤员安全，避免加重损伤。

1. 常用器材担架

（1）折叠铲式担架。

这种担架可双侧打开，将伤员铲入担架，常用于脊柱损伤、骨折伤员的现场搬运。

（2）脊柱板。

脊柱板常用于脊柱损伤、骨折伤员的现场搬运。

（3）帆布担架。

帆布担架适用于无脊柱损伤和无骨盆或髋部骨折的伤员。

2. 自制担架

（1）木板担架。

木板担架可用门板等制作，可用于脊柱损伤、骨折伤员的搬运。

（2）毛毯担架

毛毯担架也可用床单、被罩、雨衣等替代，适用范围同帆布担架。

（三）脊柱（颈椎）损伤伤员的搬运

脊柱、脊髓受直接或间接机械外力作用，引起各种类型的脊柱骨折、脱位，使其稳定性被破坏，而脊柱的不稳定是造成脊髓损伤的主要原因。急救、运送过程不正确的搬运方

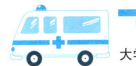

法均可加重脊髓损伤,甚至引起脊髓完全断裂,一部分病人因此造成难以恢复的终生残疾甚至死亡。因此,院前急救时使用正确的方法搬运脊椎骨折的病人,可有效降低脊椎骨折病人的致残致死率。

1. 急救措施

急救现场处理原则是,背部受到剧烈的外伤,有颈、胸、腰椎骨折者,绝不能扶着病人试着让其做一些活动,以此"判断"有无损伤,一定要就地固定。如伤者仍被瓦砾、土方等压住,不要硬拉强扯暴露在外面的肢体,以防加重血管、脊髓、骨折的损伤,应立即将压在伤者身上的东西搬掉。脊柱骨折时常伴有颈、腰椎骨折,应先处理危及生命的复合伤,建立静脉通道,保证呼吸道畅通。颈椎骨折用颈托固定,如无颈托时可用衣物、枕头挤在头颈两侧,使其固定不动,脊柱制动。腰椎骨折用真空气垫固定,待病人生命体征平稳后用三人搬运法将病人托至硬担架上平稳转运。

2. 安全搬运病人

(1)脊柱骨折固定法。

不得轻易搬动伤员。严禁一人抱头,另一个人抬脚等不协调的动作。如伤员俯卧位时,可用工字夹板固定,将两横板压住竖板分别横放于两肩上及腰骶部,在脊柱的凹凸部位放置衬垫,先用三角巾或布带固定两肩,再固定腰骶部。

(2)颈椎外伤伤员的搬运。

疑有颈椎损伤的患者在搬运途中必须保持头部和躯干对于同一水平,防止颈椎过伸过屈和旋转,以免造成再次损伤,加重病情。在搬运颈椎损伤的伤员时,先用颈托外固定,要有专人托扶其头颈部,沿纵轴方向略加牵引,并使头颈部随躯干一同滚动;也可由伤员自己双手托住头部后再缓慢搬移;或一人双手托住枕部、下颌部,维持颈部伤后位置,另两人分别托起腰背部、臀部及下肢。严禁随意强行搬动头部。伤员躺在木板上时应用沙袋或折好的衣物放在其颈部的两侧加以固定。

疑有颈椎损伤,在使伤员平卧后,用沙袋(或其他代替物)放置在头部两侧以使颈部固定不动。

(3)胸腰椎骨折伤员的搬运。

用真空气垫外固定,使伤者平卧在硬板床上,身两侧用枕头、衣物塞紧,固定脊柱为正直位。搬运时需三人同时工作,具体做法是:三人都蹲在伤者的一侧,一人托肩背,一人托腰臀,一人托下肢,协同动作,将病人仰卧位放在硬板担架上,腰部用衣褥垫起。伤员平卧在硬木板(或门板)上,并将腰椎躯干及两下肢一同进行固定预防瘫痪。搬运时应保持平稳，不能扭曲。严禁一人抬腋窝，另一人抬下肢的"吊车式"错误搬运方法。平地搬运时伤员头部在后，上楼、下楼、下坡时头部在上，搬运中应严密观察伤员，防止伤情突变。

（4）合并截瘫的伤员搬运。

在运送截瘫伤员时，木板上应铺一柔软的褥垫，伤员衣物里的坚硬物件应及时取出以防压伤。一般不主张使用热水袋或盐水瓶等进行保暖以免发生烫伤。

（5）脊椎外伤伤员的搬运。

脊柱骨折者从受伤现场转运到医院内的急救搬运方式至关重要。一人抬头，一人抬脚或用搂抱的搬运方法十分危险，因这些方法会增加脊柱的弯曲，可能将碎骨片向后挤入椎管内，加重脊髓的损伤。正确的方法是采用担架，木板运送。方法是用硬担架搬运，常用搬运法：先使伤员两下肢伸直，两上肢也伸直并放于身旁，木板放在伤员一侧，2～3人扶伤员躯干，使伤员保持平直状态，成一整体滚动至木板上，或三人在病人的右侧分别托住肩背部、腰臀部及双下肢，在统一指挥下，协同将病人搬上硬质担架。在担架上仰卧并予以固定，腰部垫以10cm高的软垫或枕头。注意不要使伤员的躯干扭转，切忌使用搂抱，或一人抬头、一人抬足的方法，同时禁用凉椅、藤椅之类的工具运送伤员。

3. 转运

脊椎骨折病人如果搬运方法不正确，可加重脊髓损伤或压迫，引起病人瘫痪甚至死亡。因此，院前急救护理中，正确的搬运法尤为重要。当接到疑有颈、腰椎外伤的求救电话后，调度人员应先告诉目击者不能随意搬动病人，若现场条件恶劣急需搬移病人，应口头指导现场人员正确搬运以免造成新的损伤，将致残率及死亡率降到最低。

病人转送途中，要将病人与平板之间用宽带妥善固定，尽量减少因颠簸对脊髓造成的损伤。转至救护车时，要固定好担架，防止刹车时二次损伤，使伤员身体方位与车同向，伤员面向医护人员。注意观察生命体征的变化，特别是注意观察呼吸。

脊柱骨折必须高度重视，不正确的搬运方法可加重脊髓损伤，甚至引起脊髓完全断裂，导致终身残疾。因此，必须让病人脊柱保持正常生理曲线，搬运时让伤者两下肢靠拢，两上肢贴于腰侧，并保持伤者的体位为直线。在现场做好固定后再进行转运，并在护送途中严密观察，切忌使脊柱过伸或过屈的搬运动作，以免导致或加重脊髓的损伤。脊柱损伤的病人在运送中应使用硬板床、担架、门板，不能用软床。禁止一人抱背的方法进行救护和转运，应采取三人搬运法，防止加重脊柱、脊髓损伤。院前急救时使用正确的方法搬运脊椎骨折的病人，可有效降低脊椎骨折病人的致残和致死率。

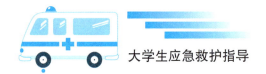

（四）搬运和护送应注意的事项

（1）需要移动伤员时，应先检查伤员的伤病是否已经得到初步处理，如止血、包扎、骨折固定。

（2）应根据伤员的伤病情况、体重、现场环境和条件、救护员的人数和体力，以及转运路程远近等做出评估，选择适当的搬运护送方法。

（3）怀疑伤员有骨折或脊柱损伤时，不可让伤员尝试行走或使伤员身体弯曲，以免加重损伤。

（4）对脊柱损伤（或怀疑损伤）的伤员要始终保持其脊柱为一轴线，防止脊髓损伤。转运要用硬担架，不可用帆布担架等软担架。

（5）用担架搬运时，必须将伤员固定在担架上，以防途中滑落。一般头应略高于足，发生休克的伤员应足略高于头。行进时伤员头在后，以便观察。

（6）救护员抬担架时要步调一致，上下台阶时要保持担架平稳。

（7）用汽车运送时，伤员和担架都要固定在汽车上，防止起动、刹车时加重损伤。

（8）护送途中应密切观察伤员的神志、呼吸、脉搏以及出血等伤病的变化，如发生紧急情况应立即处理。

> **小贴士**
>
> 搬运护送伤员的方法与技巧：
> （1）救护员人少没有把握时，不可贸然搬动。
> （2）所有救护员要听从一人指挥，协同行动。
> （3）救护员从下蹲到站起时，头颈和腰背部要挺直，尽量靠近伤员，用大腿的力量站起，不要弯腰，防止腰背部扭伤。
> （4）救护员从站立到行走时，脚步要稳，双手抓牢，防止跌倒及伤员滑落。

第七节　特殊创伤的应急救护

创伤一般是在各种不确定情况下发生的，发生创伤后受伤程度和表现各种各样，有些伤比较特殊，如腹部开放性损伤肠管外溢、眼球脱出、异物扎入、肢体离断伤等。

一、腹部开放性损伤肠管脱出的现场处理

（1）确认环境是否安全，救护员做好自我防护。

（2）伤员仰卧屈膝位，迅速启动 EMSSS。

（3）可用保鲜膜或干净湿敷料覆盖外溢的肠管。

（4）用三角巾或代用品做环形圈环绕肠管。

（5）选大小适合的碗（盆）扣在环形圈上方。

（6）三角巾折叠成宽带，绕腹固定碗（盆）于健侧腹侧方打结。

（7）三角巾全腹部包扎。

（8）伤员双膝间加衬垫，固定双膝，膝下垫软垫（可用书包、枕头、衣服替代）。

（9）观察伤员意识、呼吸、脉搏，保持呼吸道通畅。

二、肢体离断伤

严重创伤，如车祸、机器碾轧伤、绞伤等可造成肢体离断，伤员伤势较重。多数肢体离断伤，血管很快回缩，并形成血栓，出血并非喷射性。

肢体离断伤

（一）伤员的处理

（1）确认环境是否安全，救护员做好自我防护。

（2）伤员坐位或平卧，迅速启动 EMSSS。

（3）迅速用大块敷料或干净的毛巾、手帕覆盖伤口，并用绷带回返式包扎伤口。

（4）如出血多，加压包扎达不到止血目的，可用止血带止血。

（5）临时固定伤肢，如上肢离断采用大悬臂带悬吊伤肢，随时观察伤员生命体征。

（二）离断肢体的处理

（1）将离断肢体用干净的敷料或布包裹，也可装入塑料袋中再包裹。将包裹好的断肢放入塑料袋中密封。

（2）再将密封好的断肢放入装有冰块的塑料袋中，交给医务人员。

（3）断肢不能直接放入水中、冰中，也不能用酒精浸泡，应将断肢放入 2℃～3℃ 的环境中。

三、伤口异物

伤口表浅异物可以去除，然后用敷料包扎伤口；如果较大的异物（尖刀、钢筋、竹棍、木棍、玻璃等）扎入机体深部，不要拔除，因为可能引起血管、神经或内脏的再损伤或大出血。伤口异物的处理步骤如下。

（1）确认环境是否安全，救护员做好自我防护。

（2）伤员取坐位或卧位，迅速启动 EMSSS。

（3）用两个绷带卷（或用毛巾、手帕、布料等做成布卷代替）沿肢体或躯干纵轴，左右夹住异物。

（4）用两条宽带围绕肢体或躯干固定布卷及异物，先固定异物下方，再固定异物上方。

（5）在三角巾适当部位穿洞，套过异物暴露部位，包扎。

（6）将伤员置于适当体位，随时观察生命体征。

思考练习

1. 简述上臂骨折的固定方法。
2. 简述双人徒手搬运伤患法。
3. 简述腹部开放性损伤肠管脱出的现场处理。

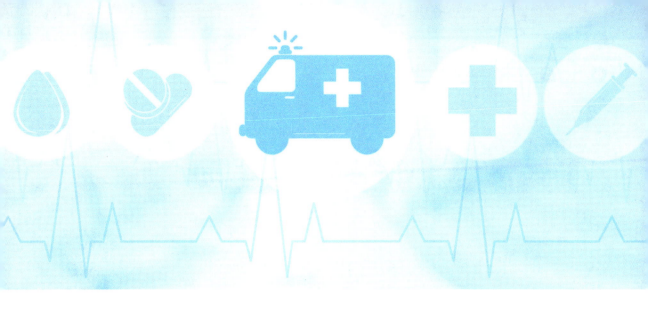

第四章　常见急症的应急处理

章节导读

急症是疾病的一种急性表现,是突然发作的病症,处置不当会危及生命。出现紧急情况时,人们往往会不知所措,犹豫不决,因此掌握常见急症的应急处理显得十分必要。

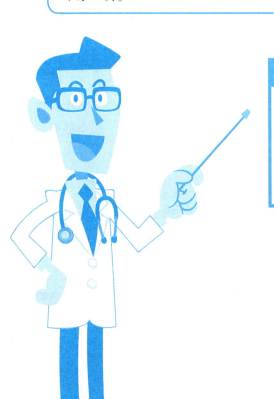

学习目标

熟悉晕厥、休克患者的应急救护。

了解脑卒中与脑出血的相关内容。

掌握癫痫发作患者的应急救护。

掌握猝死及心脏类疾病的应急救护。

第一节　晕厥、休克患者的应急救护

一、晕厥急救

（一）晕厥概述

晕厥急救

案例一

某校新生进行军训，一天累计晕倒多人。校医与学校救护队的志愿者坚守在操练现场，他们的急救使每位同学转危为安。

案例二

周一上午第四节课，大一女生小丽在上艺术体操课时突然晕倒。主要原因是没吃早饭，导致体力不支，经过一个上午的学习和活动之后，由于血糖不足而晕倒。

晕厥俗称昏厥，是指患者突然发生严重的、一过性的脑供血障碍，而导致的短暂意识丧失。晕厥发作时除意识完全丧失外，患者因全身骨骼肌张力降低，不能维持正常姿势而就地摔倒，通常在数十秒后恢复意识（图4-1）。容易发生晕厥的人包括老年人、身体虚弱或体质不好的人、较长时间没吃饭或吃饭少的人、长期缺乏运动和锻炼的人、服用降血压药物的人、严重心脏病或其他慢性病的患者。

晕厥的特点为突然发生的、迅速的、短暂的、自限性的晕厥并且能够完全恢复的意识丧失，即所谓"来得快，去得快"。患者意识丧失的持续时间多在30秒之内。晕厥按病程可分为三个阶段。

1. 前期（先兆晕厥）

患者常有头晕、乏力、面色苍白、心悸、出汗、视物模糊等前驱症状。

2. 发作期

患者发生意识丧失、肌张力消失、就地跌倒等，部分患者可出现脉搏微弱、血压下降、瞳孔散大和大小便失禁。

3. 恢复期

患者意识恢复，部分患者可有嗜睡、头晕、恶心、胸闷、胸痛、出汗、疲乏等症状。

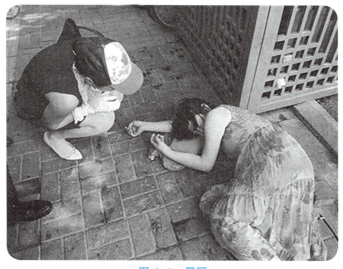

图 4-1　晕厥

（二）晕厥急救

1. 晕厥急救方法

（1）将患者迅速平移到沙发或床上。在平行移动过程中要注意使患者始终保持平卧姿势，且头位不宜高过心脏位，千万不能因搬动而使患者坐立或站立，以免使其大脑进一步缺氧缺血。如果平移患者不能在半分钟内完成，则宜在原地急救。患者宜采取右侧卧位，头部偏向一侧，这样可以防止呕吐物被误吸入气管引起窒息，也方便进行心脏对应的上背部按揉。若在野外，应直接将患者置于右侧卧位。有条件时，患者的卧姿最好取头低脚高位。

（2）观察患者的面部表情和触摸颈部大动脉，做出病因判断，并施以对症的按揉。

2. 施救手法

（1）若患者面部有异，如口嘴歪斜、唇发绀、两眼翻白、口吐白沫、肌肉抽搐等，应即刻触摸患者的颈部大动脉，若大动脉尚未停止跳动，则可以排除心源性晕厥的可能。首先，按揉头部原始点。施救者把示指（第二个手指头，又称食指）弯曲起来，以拇指紧扣示指，以示指的第二指关节骨作为工具，先按揉耳后原始点（其位置在耳垂后方，乳突与下颌角之间的凹陷处）；再以示指的第二指关节或肘关节弯曲时的骨端作为工具，按揉枕骨下沿原始点（注意：枕骨与颈椎交叉处不能按），每个点各按揉9下，力度适中，左右两边依次按揉。患者一旦苏醒过来，就立即停止按揉。然后，以肘关节弯曲时的骨端或示指的第二指关节骨作为工具，以先左后右的顺序按揉患者的上背部原始点（位置为离脊柱旁一指远的地方），以增强供血供氧功能，促使患者苏醒。

（2）若患者面部无变异，颈部大动脉尚未停止跳动，则为一般性心脏疾病，首先按揉与心脏相对的上背部原始点，先左后右，每个点各按揉9～15下，共1～2分钟，然后按揉头部原始点。

（3）不管患者面部器官是否有变异，若晕厥中患者颈部大动脉停止跳动，则为心脏骤停，应当机立断以先左后右的顺序首先按揉上背部原始点，再按头部原始点；如果按揉后仍未出现颈部大动脉跳动，则要辅以人工呼吸以复苏心肺。应让患者仰卧，背部卧处宜硬不易软，施救者双手交叉握紧，手掌的根部按在患者的胸部（两侧乳头连线与胸骨的交叉点为按压点，按压深度为5～6cm，按压频率为100～120次/分钟，医学上称为胸外心脏按压术），有规律地按压30次后，打开患者呼吸道，一只手紧紧捏住患者的鼻子，深吸一口气，慢慢地向患者口内用力吹气至观察到患者胸部上下起伏，连续做4次。若仍不苏醒，则应继续实施人工呼吸和胸外心脏按压，两者需交替进行，医学上也称徒手心肺复苏术。施救速度要快，抢救生命的黄金时间就在心脏骤停的4～6分钟，若超过5分钟再进行急救，患者的生命就很难挽救。因此，徒手心肺复苏术是任何心脏骤停、呼吸停止现场急救的措施。

（4）发生晕厥的患者，若能从现场的人或患者亲属处得知患者是因心脏疾病发生晕厥的应立即先按揉上背部原始点，先左后右，再按揉头部。其他疾病引起的晕厥患者，如低血糖、癔症、癫痫病、颈动脉窦过敏等，则应先按揉头部原始点，再按揉胸椎部原始点。若是癫痫病，最好先在患者口中塞一条毛巾，以免患者咬伤自己的舌头，然后按揉患者的头部原始点。

以上按揉过程中，只要观察到患者恢复了意识，就可停止按揉。以上处理方法，不会给患者带来任何后遗症，而且见效快。

3. 患者苏醒后的处理

（1）保持卧姿。不要立即让患者起身坐着或是站立，以免晕厥再次发生。

（2）注意保暖。在地板上抢救的，应尽快将患者平移到沙发或床上（在移动中使患者保持平卧姿势，头位不宜高过心脏位）。值得注意的是，患者在苏醒后绝对不能吹自然冷风、风扇或空调冷风，因为寒气很容易入侵，而晕厥的发生大多是因为生命能量不够。温度低的季节，可以用空调或电暖气调高室内温度，以呼吸不觉得冷、温暖舒服为宜。有条件的，立即用电热毯、热水袋、暖宝宝等温敷被按揉处或全身，则更有利于患者迅速恢复。

晕厥若得不到及时救助，具有致残甚至致死的危险；晕厥若经常发生，即使得到及时救助，即使每次晕厥时间不长，长此以往，脑组织也会受到很大损害。因此，日常预防是尤为重要的。

二、休克急救

（一）休克的主要症状

休克是指心源性、感染性、低血容量性或过敏性因素使得循环血量急剧减少或血管舒缩障碍，导致血液对人体重要器官组织灌注不足的一种循环衰竭状态。其主要症状如下：

（1）皮肤苍白或紫绀，肢体湿冷，有时伴大汗。

（2）脉搏细弱或难以扪及。

（3）血压降低，测收缩压低于90米mHg。

（4）头昏不适，呼吸急促，过度换气。

（5）尿量减少或无尿。

（6）烦躁不安或意识模糊、嗜睡，很快进入昏迷状态。

（二）休克的现场急救要点

（1）迅速评估引起休克的原因，对因处置。

（2）松解患者衣扣，可处平卧位，头后仰并偏向一侧，保持呼吸通畅，防止吸入呕吐物。

（3）不随意搬动或打扰患者。头部受伤、呼吸困难的可稍微抬高床头；心源性休克伴心力衰竭的患者可处半卧位；一般情况可稍抬高下肢，以有利于血液回流心脏。

（4）对出血引起的休克，必须立即止血。

（5）给低体温者保暖，高热者降温。

（6）有条件的应进行吸氧，并测血压，检查呼吸、脉搏等循环体征，密切注意其变化。

（7）紧急呼叫EMSS，或送至就近医院救治。

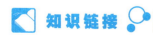

意识障碍的急救

（一）意识障碍的程度及症状

意识障碍按程度不同通常可分为四级，其症状如下：

（1）一级：嗜睡，是程度最浅的一种意识障碍。能唤醒，并能用语言动作做出反应；但鉴别能力较差，反应迟钝，刺激停止又复入睡。

（2）二级：昏睡。强刺激能唤醒，语言少，不易唤醒。醒时睁眼，但缺乏表情，对反复问话仅能作简单回答，各种反射活动存在。刺激停止即又昏睡。

（3）三级：浅昏迷，对声光刺激无反应，对疼痛等强烈刺激有运动反应，各种生理反射（如咳嗽、瞳孔对光反应等）存在，体温、脉搏、呼吸多无明显改变。

（4）四级：深昏迷，随意活动完全消失，对各种刺激皆无反应，各种生理反射消失，可有呼吸不规则、血压下降、大小便失禁等，生命体征改变。

（二）意识障碍的现场急救要点

（1）判断意识障碍产生的原因。进行现场检查，如有无头部外伤，有无皮肤、黏膜异常（CO中毒皮肤呈樱桃红色，酒精中毒皮肤潮红），呼出的气体有无特殊气味（大蒜味提示有机磷农药中毒）等，同时评估昏迷的程度。

（2）清理口腔异物，保持呼吸道通畅，并将头偏于一侧，以防止呕吐物吸入。

（3）保持空气通畅与清新，有条件的进行吸氧。

（4）紧急呼叫EMSS，或急送附近医院救治。

第二节　癫痫发作患者的应急救护

一般情况下，癫痫病大发作时，患者常常会抽搐、口吐白沫，救护者应在癫痫病患者口中放木棍等物体，预防其咬住舌头引起窒息。在患者发作时，一定要将患者周围尖利的东西（比如玻璃、家具），以及能够危害到患者的危险物品移开，以防患者磕碰伤。

一、癫痫发作症状

（一）大发作

患者突发意识丧失、跌倒，有时大叫一声，呼吸暂停、口吐白沫、全身强直性抽搐、唇舌咬破、大小便失禁，一般持续5～10分钟后恢复正常。

（二）小发作

1. 失神小发作

突然两眼凝视或上翻，愣神，活动、语言中断，持物掉地，呼之不应，持续时间为数十秒钟。

2. 肌阵挛小发作

通常表现为面部、上肢、颈部、躯干发生短促（1～2秒）的肌阵挛抽搐。

（三）局限性发作

一侧口角、眼睑、手指、足趾或面部及肢体末端短暂性抽搐或麻木刺痛。抽搐有时可由手指至上肢扩展到对侧。

（四）精神运动性发作

类似失神小发作，但持续时间大多在1分钟以上。或出现多种幻觉、错觉、无意识的动作，如吸吮、咀嚼、咂嘴、脱衣、解纽扣等。

二、应急救护措施

（1）发现有癫痫发作，应立即扶住患者，平放于地上，以免摔伤。

（2）对于已经倒地的患者，应置于平地，头偏向一侧。清除口腔异物，保持呼吸道通畅，如有条件予以吸氧。

（3）移除可能造成伤害的物体，松开衣物并通风。将薄的折叠毛巾或衣物垫在患者头下方以保护患者头部，不要限制呼吸道。

（4）癫痫发作结束，立即评估气道和呼吸，并予相应的治疗。

（5）拨打急救电话，将患者送往就近医院诊治。

三、注意事项

（1）评估患者时应注意以下几点：异常感觉或感受，如幻视（患者发作先兆）；呼吸不规则或无呼吸；流口水；两眼上翻；肢体僵硬；突发、不可控制、节律性肌肉收缩（即抽搐）；反应迟钝；大小便失禁。

（2）发作时，不要强制在患者牙齿之间或嘴里放置任何东西。

（3）对于牙关紧闭、抽搐的患者，不应强行撬开，更不可强行按压肢体，以免造成外伤。

（4）为避免患者再受刺激，不应采取指掐人中等方法救治。

（5）如果有以下情况，立即呼叫急救医疗服务系统：癫痫发作时间超过5分钟或反复发作；儿童高热引起癫痫发作；患者没有恢复知觉；患者有糖尿病或受过伤；患者在此之前从未发作过癫痫；其他任何危及生命的情况。

第三节　脑卒中患者的应急救护

一、脑卒中与脑出血

（一）脑卒中

脑卒中是一种突然发生的脑血液循环障碍性疾病，又称中风或脑血管意外。它主要指在各种诱发因素的作用下，引起患者脑内动脉狭窄、闭塞或破裂，因而造成急性脑血液循环障碍。脑卒中通常分为出血性脑卒中（图4-2）和缺血性脑卒中。

（二）脑出血

脑出血是指原发性非外伤性脑实质内出血。脑出血发病率高，占全部脑卒中病例的20%以上，常由高血压性脑内细小动脉病变引起。

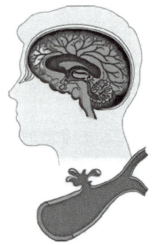

图4-2　出血性脑卒中

1. 特点

突然发病，常在白天发生。可由剧烈运动引起，少数患者发病前有头痛、头晕、视物模糊、肢体麻木等现象。

2. 轻型脑出血症状

头痛、头晕、眼花发黑、呕吐、失语、偏瘫，一侧口角下斜，不断流口水，意识清楚或朦胧，有的嗜睡。

3. 重型脑出血

重型脑出血的症状有头部剧烈胀痛，患者突然倒地、大小便失禁，很快进入昏迷状态。

脑出血发生的最高峰一般为上午8～9点，小高峰为午后3～4点，中午发生率相对降低，凌晨1～4点为低谷。凌晨发生率仅为早晨的1/12，此时发生的多为脑血栓。

第四章 常见急症的应急处理

4. 脑血栓、脑栓塞

脑血栓、脑栓塞与脑出血症状基本相同，但相对较轻。因血栓及栓塞的位置不同，其症状表现有一定的差异。

（三）脑卒中的诱发因素

> **案例**
>
> 小沈是救护员，曾参加市大学生急救技能比赛并获过奖。寒假，由她负责照顾年近九十岁且有高血压的奶奶。一天上午九点左右，奶奶身体摇晃起来，说话含混不清，手抬起来有困难，微笑显得勉强，小沈感到奶奶可能要发生中风。
>
> 小沈虽学过急救，但中风的急救处理要点已淡忘。焦急的她立即拨打了急救电话，并按要求进行了妥善处理。在小沈的合理护理和医生的急救后，奶奶挺过了这一关。这以后，小沈加强了急救知识的拓展和强化，并为奶奶准备了吸氧工具。现在，奶奶生活在温馨与幸福之中。

脑卒中病人年龄多为50岁以上。高血压、动脉硬化、脑血管畸形、脑动脉炎及脑肿瘤等均能引起脑卒中。常见的诱发因素如下。

1. 环境与气候

冬季寒冷的气候、昼夜的变化及污染的环境会影响人体神经内分泌的正常代谢，使血液黏稠度增高，致毛细血管痉挛性收缩和脆性增加、血压升高而诱发脑卒中。

2. 精神刺激

过于激动、愤怒及心理应激等引起精神极度紧张，会使交感神经系统兴奋，心跳加快，血管急剧收缩，而诱发脑卒中。

3. 运动和劳累

剧烈运动、长途旅行、疲劳过度等都会诱发脑卒中。

4. 不良习惯

不良的生活习惯，如暴饮暴食、饱食后沐浴、吸烟、吸毒等，都是诱发脑卒中的重要因素。

二、脑卒中的识别与急救

（一）脑卒中的识别

脑卒中通常根据患者的先兆症状和典型表现来判定，如剧烈头痛、呕吐、偏瘫、失语、意识障碍及大小便失禁等。但有一种简明的方法可以快速测试脑卒中，包括以下三项内容。

脑卒中的识别与急救

（1）笑。让患者微笑，观察微笑是否困难。

（2）抬。抬举起双臂，并维持适当时间，注意抬举是否有力。

（3）说。连贯说短句，验听说话是否含混不清。

如果患者微笑困难、抬举无力、说话含混不清，则表明患者有脑卒中的可能。

（二）脑卒中的现场急救

（1）避免搬动及晃动，尽量不让患者倒下。

（2）解开衣领，保持安静，卧床，头抬高30°。

（3）若患者昏迷，应保持呼吸道通畅，可将其处于复原体位（侧卧位）。如有假牙，将其取出，随时清理病人的呕吐物。

（4）有条件给予吸氧。

（5）密切观察患者的呼吸、脉搏、瞳孔等生命体征的变化，同时迅速拨打急救电话。

（6）呼吸心跳骤停者立即进行心肺复苏。

（7）尽量限制患者进水、进食。

（8）迅速送往医院救治，转送时要平稳移动患者，减少震动与颠簸。

脑卒中的现场急救要四快：快速识别、快速呼叫 EMSSS、快速 EMSSS 转运并预先通知医院、快速送院治疗。

第四节 糖尿病急症患者的应急救护

糖尿病是一种慢性疾病，一般病情持续时间长、发展缓慢，不会在人与人之间传播。慢性病虽"慢"，但常常急性发作。糖尿病急性发作，即为糖尿病急症，平常毫无防备或急症应对不当，就会产生严重的后果，甚至危及生命。因此，得慢性病的人，一定要防备慢性病的急性发作。

第四章 常见急症的应急处理

一、糖尿病及其症状

（一）糖尿病概述

1. 糖尿病概述

糖尿病是一种慢性全身性代谢性疾病，主要是由于体内胰岛素缺乏或由于身体对胰岛素的需求量增多而造成的胰岛素相对不足，从而导致以糖代谢紊乱为主的糖、蛋白质、脂肪代谢紊乱的一种综合病症。随着病程延长，可导致眼、神经、血管、肾脏等组织器官的并发症，是严重危害人体健康的内分泌代谢疾病。

2. 糖尿病的症状

糖尿病的典型症状为"三多一少"。

（1）多尿。血糖高，自尿排出，引起利尿作用，每日尿量可达3升以上。

（2）多饮。多尿引起脱水，致口渴思饮。

（3）多食。大量糖自尿排出，引起能量丧失，要多食以补偿。

（4）体重减轻。能量的丧失，引起体重减轻。

（二）糖尿病急症

案例

小亮的父亲有糖尿病，按时吃着医生开的药。前不久，看到老年班的王大妈吃了一种能降血糖的中药，也就跟着买了些吃，希望病能快点好。几天后，小亮的父亲忽然感觉头晕、心慌、双手颤抖、双腿软弱无力、大汗淋漓，还感到饥饿。小亮参加过校园应急救护培训，并且比较关注糖尿病的急救处理，看到父亲这种情况，并发现父亲面色苍白、四肢冰冷，认为是糖尿病急性发作。他一边拨打急救电话，一边给父亲喝糖水。

医生来时，小亮的父亲已经好多了。医生肯定了小亮给父亲喝糖水的做法，并建议小亮去买一个血糖检测仪，适时检测，以及时了解父亲血糖值的高低。

各种年龄都可患糖尿病，一般为慢性疾病。但由于各种因素的影响，患者会发生糖尿病昏迷，即糖尿病急症。常见糖尿病急症有如下两种。

（1）高渗性非酮性糖尿病昏迷

高渗性非酮性糖尿病昏迷多见于老年人，可无糖尿病史，半数以上的患者之前未被诊断为糖尿病。其诱发因素可为感染、静脉注射葡萄糖以及使用利尿剂等，常见表现如下。

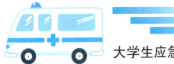

（1）口渴多饮、多尿数日或数周，恶心厌食、疲倦乏力、烦躁、头痛嗜睡。

（2）定向障碍、产生幻觉、单瘫或偏瘫，甚至昏迷。

（3）脱水明显，血压下降，口唇干裂、脉搏细速。

2. 低血糖昏迷

低血糖昏迷的表现个体差异较大，其主要特征如下。

（1）昏迷之前有心慌、焦虑、冷汗、恶心的感觉，全身发抖，有饥饿感。

（2）昏睡、头痛、精神不集中、反应迟钝、言语不连贯。

（3）多汗、皮肤凉、脉搏快而饱满。

（4）神志和精神改变，逐渐出现意识障碍、神志恍惚，发展为昏迷。

二、糖尿病急救与预防

（一）糖尿病急症的急救要点

（1）保持安静、平卧，保持气道通畅。

（2）识别与判断糖尿病急症的性质，是高渗性非酮性糖尿病昏迷还是低血糖昏迷。有条件的要立即检查血糖，以明确判断。

（3）若难以判断血糖情况，必须鼓励患者吃甜食或是喝糖水。

（4）若患者出现心搏骤停，要立即实施心肺复苏。

（5）迅速拨打急救电话，尽快让专业人员护送至医院抢救。

（二）糖尿病的预防

糖尿病预防措施如下：

（1）防止和纠正肥胖。

（2）避免高脂肪饮食。

（3）饮食热量能满足合理体重和工作、生活的需要即可。

（4）避免或少用对糖代谢有影响的药物，如烟草酸、糖皮质激素、噻嗪类利尿剂及苯妥英钠等。

（5）增加体力活动，适当运动和锻炼。

（6）避免精神创伤，提高心理应激能力，从而保证胰岛素的正常分泌。

第四章 常见急症的应急处理

> **小贴士**
>
> 糖尿病的高危人群：
>
> ◆有糖尿病家族史者。父母是糖尿病患者，其子女罹患糖尿病的可能性比较大。
>
> ◆高血脂和高血压者。大部分糖尿病患者伴有继发性高脂血症。
>
> ◆肥胖者。医学统计资料表明，在2型糖尿病患者中，肥胖者远高于非肥胖者。
>
> ◆糖耐量降低者。临床观察，糖耐量降低者如任其发展，每年会有5%～15%的人发展为糖尿病。
>
> ◆分娩过巨大婴儿的女性。营养过剩、胎儿过大是诱发糖尿病的重要因素。
>
> ◆缺乏体力活动者及40岁以上者。

第五节　急性冠状动脉综合征患者的应急救护

一、诱因和表现

急性冠脉综合征是由冠状动脉内斑块破裂造成的，包括心绞痛、心肌梗死。

（一）诱因

急性冠脉综合征的诱因有吸烟、高血压、高血脂、糖尿病、不爱运动、家庭病史，同时有以上3项诱因者的患病率是没有同类情况的人的18倍。劳累、突然用力、剧烈运动、情绪激动、吸烟、饱餐、寒冷等也是诱因。

（二）主要表现

1. 胸痛

疼痛常为压迫、发闷或紧缩感，一般持续3～5分钟，不超过15分钟。心绞痛可向心肌梗死发展，休息及舌下含服硝酸甘油能缓解。

2. 胸闷

患者感到憋闷或有压迫感，呼吸急促。

二、应急救护原则

（1）患者立即原地静卧休息，解开衣领、腰带，取任何舒适的体位休息。

（2）如果现场有除颤机应尽快为患者除颤。已经出现心跳、呼吸停止者，应立即进行心肺复苏。

（3）协助患者正确服药，推荐药物：硝酸甘油舌下含服 0.5 毫克 1 片；阿司匹林 300 毫克嚼服；倍他乐克（美托洛尔）25 毫克 1 片，口服。

（4）有条件者可协助患者吸氧。

第六节 猝死的认识与急救

无论过去、现在还是将来，猝死是人类最严重、最紧急、最危险的疾病之一。因此，掌握猝死的急救知识，现实而必要。

一、猝死的判断

案例

某大二学生课间活动慢跑时突然倒地，经抢救无效死亡……

某校高二学生在做课间操时，突然晕倒，失去知觉，经抢救无效死亡……

某大三学生晚上十一时睡觉后，再也没有醒来……

（一）猝死的含义

猝死指平素身体"健康"或病情稳定的人，在出乎意料的段时间内，因自然疾病而突然死亡。猝死病人常有心脏疾病，常在心肌梗死、情绪激动或过度运动时发生。其主要表现如下。

（1）意识突然丧失，常出现短阵抽搐。

（2）心音渐无，心跳停止，大动脉（如颈动脉、股动脉、肱动脉等）搏动消失。

（3）呼吸断续或无效呼吸或停止。

（4）昏迷，濒死状态，死亡。

（二）猝死的现场急救要点

（1）急救人员要立即判断患者的意识、呼吸及循环体征等。

（2）胸前叩击复律。发现患者倒地，心跳、呼吸骤停时，要立即对其实施心前区叩击一次。叩击部位与胸外按压部位相同。

（3）除颤复律。若现场有 AED，要迅速用 AED 进行除颤。

（4）迅速实施心肺复苏。

（5）呼救求援，拨打急救电话，启动 EMSSS。

（6）持续心肺复苏，等待专业人员救治；或急送医院，在急送的过程中，要持续心肺复苏，进行不间断地救护。

二、心脏类疾病的识别与急救

（一）心绞痛的识别与急救要点

1. 心绞痛的识别

心绞痛是因供应心脏血液和营养的冠状动脉发生急剧的、暂时的缺血与缺氧，引起心脏细胞功能异常的临床综合征。心绞痛的常见表现如下。

（1）发作性胸骨后压榨性疼痛，表现为胃疼，牙疼，左肩、左上肢内侧疼痛等，常发生在劳动、寒冷环境或者情绪激动时，持续时间 1～5 分钟，很少超过 10～15 分钟。

（2）不典型者可在胸骨下段、上腹部或心前有压痛。

（3）相关症状包括呼吸困难、恶心、出汗、头晕及心慌等，有时伴有濒死感觉。

2. 心绞痛现场急救要点

（1）安静。伤病员应保持平静，情绪烦躁、紧张焦虑会增加心肌耗氧，加剧心肌缺血。

（2）半卧。要限制活动，解开衣领和腰带。站立者应使其坐下，平卧者应改为 30°角半卧位。减少回心血量，以减轻心肌耗氧负荷。

（3）服药。立即舌下含化硝酸甘油一片，5 分钟后观察结果；若症状没有改善，再服一片。医生来之前最多服用 3 片。

（4）吸氧。给患者吸氧，以增加心肌细胞的供氧。

（5）呼救。尽早拨打 120，送往医院急诊。

（6）复苏。如果患者出现心脏骤停，立即实施心肺复苏。

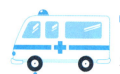

（二）心肌梗死的识别与急救要点

1. 心肌梗死的识别

最先出现的疼痛部位、症状和性质与心绞痛类似，但心肌梗死比心绞痛持续的时间长，程度也更严重，并且会出现急性循环功能障碍。基本特征如下。

（1）持续缺血性胸痛15分钟以上，通常呈剧烈的压榨性疼痛或紧迫、烧灼感。

（2）含服硝酸甘油片不能缓解胸痛。

（3）病人多伴有呼吸困难、出汗、恶心、呕吐、面色苍白、四肢厥冷等症状。

（4）平时血压正常或高血压的患者，此时血压突然下降。

（5）严重者可发生休克、心力衰竭、心律失常、心搏骤停，甚至猝死。

2. 心肌梗死现场急救要点

（1）停止主动活动和运动，卧床休息。

（2）保持平静和安静，避免烦躁情绪。

（3）含服硝酸甘油片，5分钟后可适当重复。

（4）吸氧，以缓解心肌缺血及症状。

（5）使患者处于胸痛最轻的体位。

（6）启动EMSS，尽快在第一时间送至医院急救。

（7）若出现心跳、呼吸骤停，立即实施心肺复苏。

思考练习

1. 一天下午打排球时，你的同学癫痫发作，在场的你将如何给予救护？
2. 脑卒中与脑出血有什么区别？如何进行脑卒中患者的急救？
3. 简述猝死的现场急救要点。

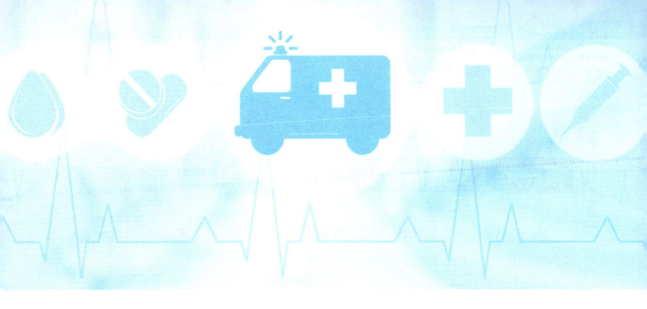

第五章　常见意外伤害的应急处理

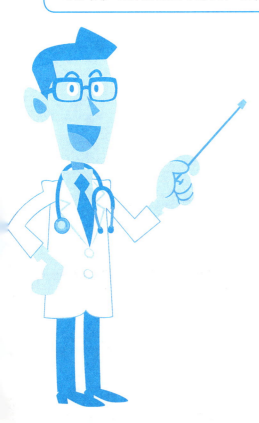

章节导读

常见的意外伤害有交通事故、烧烫伤、中暑、电击伤、淹溺等。人们应该对意外伤害有一定的认识，并尽量避免其发生，一旦发生，要将其危害降到最低限度。在意外伤害救护的现场，要牢记救护中的安全原则，做好自我保护，避免发生更大的伤害。还要重视现场急救、途中转运、急诊救治在救护中的连续性和时效性。

学习目标

掌握交通事故伤者的应急救护。
掌握烧、烫伤者的应急救护。
掌握中暑患者的现场救护。
掌握淹溺患者的应急救护。

第一节　交通事故伤者的应急救护

在当今社会，人们的日常生活和工作都离不开各种各样的交通工具。因此，交通事故受伤也成为最常见的、死亡率最高的意外伤害。

一、交通事故概述

广义的交通事故包括公路、铁路、航空及水运交通所发生的意外事故；狭义的交通事故一般指道路交通意外事故。道路交通事故又称车祸，分为冲击型和碰撞型两类。前者指机动车与行人、非机动车冲撞而造成的车辆损坏和人员伤亡；后者指机动车之间的碰撞或机动车发生翻车、坠落等造成的车辆破坏和人员伤亡。群死群伤的特重大交通事故人员伤亡严重，需要政府、公安、医疗多部门联合处置和现代化大型救援。公路交通事故中，伤员损伤的主要部位有头部，胸部，腹部的肝、脾，盆腔，四肢。交通事故导致的死亡的主要原因有颅脑外伤、严重的复合伤和碾压伤。

二、交通事故应急救护原则

> **案例**
>
> 一天，学生何某骑电动自行车沿江苏路由东向西行驶至市委十字路口时，与该路段旦某驾驶的由南向北行驶的号牌为藏A2N8**的小型客车发生碰撞，致何某受伤，造成两车受损的伤人道路交通事故。恰巧何某的同学李某路过，他赶紧上前帮忙，检查伤者，同时拨打"120""110"等急救电话。

交通事故应急救护原则如下。

（1）紧急呼救，立即拨打急救电话"120""122""110"。

（2）评估环境是否安全，做好自我保护。

（3）切勿立即移动伤员，除非处境十分危险，如事故车辆着火、有爆炸可能等情况。

（4）呼救同时，将事故车辆引擎关闭、打开危险报警闪光灯，拉紧手刹或用石块固

第五章　常见意外伤害的应急处理

定车辆，防止其滑动。摆放三角形警示牌（普通公路放在事故车辆来车方向50米外，高速公路150米外）。

（5）遵循先救命、后治伤原则，争分夺秒，抢救危重伤员。查看伤员的伤情，大出血者立即止血包扎；四肢骨折者现场固定；脊柱损伤者不能拖、拽、抱，应使用颈托固定颈部并用脊柱板搬运，避免脊柱受损或损伤加重而导致截瘫。

（6）在救护过程中，要保护事故现场，以便给事故责任划分提供可靠证据。

（7）发生重大交通事故时，要对伤员进行检伤分类。在现场抢险指挥部的统一指挥下，有计划、有组织地抢救伤员。

第二节　烧、烫伤者的应急救护

一、烧伤急救

（一）烧伤

烧伤急救

烧伤是高温的固体、液体、气体以及火焰导致的软组织的损伤，根据伤情评估，可以分为Ⅰ度烧伤、浅Ⅱ度烧伤、深Ⅱ度烧伤和Ⅲ度烧伤，如图5-1～图5-4所示。由于伴有皮肤破损，所有的烧伤和烫伤都会有感染的危险。仅引起浅表皮肤发红，直径小于3厘米的烧伤属于小灼伤，在家治疗即可。任何较深的烧伤，或面积较大的烧伤都需要到医院进行医疗救治，因为伤口处有大量渗出液就会有休克的危险。

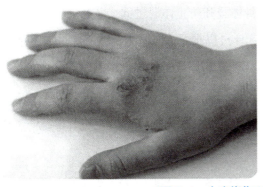 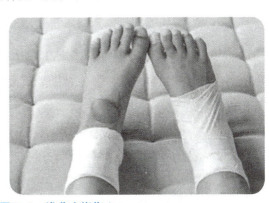

/图5-1　Ⅰ度烧伤/图5-2　浅Ⅱ度烧伤/

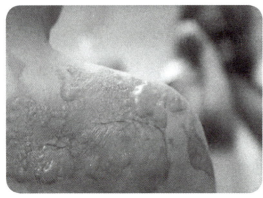 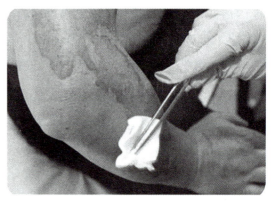

/图 5-3　深Ⅱ度烧伤/图 5-4　Ⅲ度烧伤/

（二）烧伤应对要点

1. 轻度烧伤

（1）将烧伤部位放在水龙头下，用持续流出的冷水清洗 10 分钟，或者直到疼痛减轻为止。

（2）在烧伤部位外涂烧伤膏，然后覆上干净的纱布，保护创面。

2. 重度烧伤

（1）用冷水为烧伤患者降温至少 10 分钟。但不能把其身体完全浸入冷水中，这样会导致体温过低。

（2）在冷却伤口的同时，把伤口周围的衣服移开，如果有必要，就把衣服剪掉。不要除去粘在伤口上的任何东西，不要触摸或弄破水疱。

（3）沿着受伤部位覆盖一层薄膜（因为伤口会肿胀，所以不要对肢体进行包扎），如果是脚或手烧伤，可套一个塑料袋。如果两样都没有，就用一个干净、无绒毛的敷料（比如枕套）盖住伤口，使其免受感染。确保伤者身体暖和防止体温过低。

（4）如衣服着火，要立即在地上翻滚，这样可以把身上的火扑灭。也可以用不易燃的衣服或毯子把身体裹起来，来帮助熄灭火焰。不要在惊慌中乱跑，因为跑动会让火焰燃烧得更旺。

二、烫伤急救

烫伤是由无火焰的高温液体（沸水、热油、钢水等）、高温固体（烧热的金属等）或者高温蒸汽等导致的组织损伤。对烫伤的治疗，目的是缓解疼痛，预防感染、毁容或变形。

第五章　常见意外伤害的应急处理

（一）烫伤的急救

（1）立即把烫伤的皮肤浸泡在冷水中至少20分钟。因为除了能够缓解疼痛外，冷水还能够降低皮肤温度，减少皮肤损伤。如果伤在脸上，可以用冷水浸泡过的毛巾敷脸，或用冷水冲洗脸颊。

（2）不要用冰冷敷伤口，冰会加重组织的损伤。也不要在伤处抹油、油膏或粉末。

（3）脱掉衣服。如果衣服浸透了热水应迅速脱掉，但脱衣服时应避免碰到受伤部位，必要的话可以把衣服剪开。

（4）评估烫伤的严重程度。如果只是发红，没有水疱，就把受伤部位浸泡在冷水中，时间尽可能长些。受伤部位不要覆盖衣物，以便观察其情况变化。

（二）烫伤应对要点

（1）清洗。用温水清洗被烫伤的皮肤，然后用干净的毛巾吸干，水流能除去细菌和死去的皮肤组织。

（2）涂抹烫伤药膏。抹一层处方药膏（硝酸银软膏和硫胺类抗生素），以促进伤口愈合，防止感染。

（3）覆盖伤口。在医生的指导下决定是否用没有黏性的纱布盖住伤口及绷带包扎（图5-5）。

（4）拉伸。如果伤处位于会肢体会弯曲的地方，例如手掌或手指的关节，每天至少要拉伸10次，每次1分钟，以防肢体会缩短变形。

（5）清除伤口。为了最大程度减少感染，医生需要在愈合的过程中做几次清除，把已经烫伤的组织除去。不要刺破水疱，除非医生建议这样做。

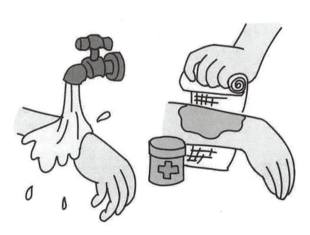

图 5-5　轻度烫伤处理

第三节　中暑患者的现场救护

中暑是高温导致的疾病。当体内热量不断产生，散热困难，外界高温又作用于人体，体内热量越积越多，身体无法调节，最后引起中暑。没有得到及时救治的重症中暑病人死亡率高达 75%，及时救治的死亡率达 20%。因此，切不可忽视对中暑患者的救治。

一、病因与发病机制

（一）中暑的主、客观原因

案例

八月的一天，骄阳如火。中午 11 时多，在足球场上，男同学间的足球对抗赛进行得如火如荼。学过急救的同学小林建议暂停比赛，以防中暑，因为室外温度估计已超过 40℃。但他得到的回答是："是爷们就不要说这种话！"不一会儿，同学小陈感到头疼、头晕，并发生了呕吐，小林赶紧为他降温，清理口腔异物，补充水分。比赛继续进行，突然，场外有人惊叫起来，说小陈没有了意识。比赛终止，小林同学一边迅速检查小陈同学的呼吸等生命体征，一边持续降温，并请其他同学打"120"。小陈同学最终安然无恙，而小林同学则成了真正的"爷们"。

中暑是指在高温环境下，人体不能正常地调节体温而发生的机体代谢紊乱的急性症状。无论什么原因造成机体产热大于散热或散热受阻，都会使大量的热蓄积在体内，引起中暑，造成器官功能和组织的损害，严重者会造成死亡。

造成中暑的因素包括人的自身（主观）原因和环境（客观）原因。

1. **主观原因**

（1）身体素质差，体弱、肥胖、先天性汗腺缺乏症等。

（2）极度疲劳、睡眠不足、饥饿、失水、失盐、穿着不透气衣物等。

（3）老人、婴儿等。

2. 客观原因

（1）高温车间，在生产过程中产生大量热量，通风不佳，散热困难。

（2）露天劳动，直接在烈日阳光下暴晒（图5-6）。

（3）公共场所缺乏空调、通风设备。

（4）家庭房间内密不通风等。

以上这些因素都会使人的身体散热减慢甚至不能散热，而导致中暑。

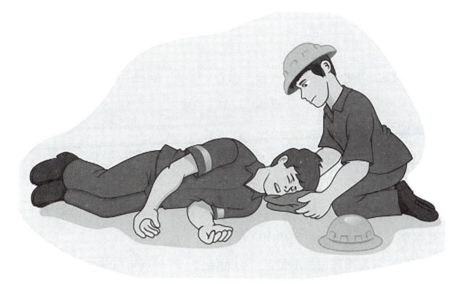

图5-6　中暑

（二）发病机制

正常人体在下丘脑体温调节中枢的调节下，体温恒定在37℃左右，这主要依赖于产热和散热的相对平衡。机体通过辐射、蒸发、传导和对流等方式将体内氧化代谢产生的热量散发至体外。当环境温度高于皮肤温度，或环境湿度过高时，机体产生的热量很难通过辐射、传导、对流方式散发，出汗和呼吸蒸发成为机体的主要散热途径。此时交感神经紧张度降低，体表血管舒张，皮肤血流量明显增加，将体热从机体深部带至体表，增加了皮肤湿度，增强了散热作用，同时也为汗腺提供了必要的水分，通过发汗蒸发的方式散热。若出汗的同时呼吸加快、增强，则更利于热量及水分散发。但是，当机体产热大于散热或散热受阻时，热量过度蓄积会导致机体热平衡、水及电解质代谢紊乱，中枢神经系统及心血管系统功能障碍时即发生中暑。

二、中暑的判断与急救

（一）中暑的判断

中暑一般有三个阶段：先兆中暑、轻症中暑和重症中暑。

1. 先兆中暑

病人感到全身不适，出现胸闷、心慌、口渴、大汗、四肢无力、疲惫，体温正常或略升高至37.5℃。

2. 轻症中暑

在先兆中暑的基础上出现头疼、头晕、恶心、呕吐、脸色苍白、脉搏加快，体温达到38℃及以上。

3. 重症中暑

在轻症中暑的基础上出现烦躁不安、精神恍惚、体温可高达40℃。通常分为热射病、热痉挛和热衰竭三型，也可出现混合型。

（1）热射病。暴晒后，高热（42℃以上）、意识障碍，无汗，心、脑、肺、肾出血。

（2）热痉挛。失水、失盐引起肌肉痉挛。

（3）热衰竭。有效循环血量不足，可引起休克、虚脱或短暂晕厥。

对于中暑，要积极采取预防措施，如高温环境下不要勉强工作，避免长时间的阳光曝晒；及时补充淡盐水及营养。

（二）中暑的急救要点

（1）立即把病人移至阴凉、通风处或有空调的房间，静卧。

（2）解开衣扣、腰带等，敞开上衣，用电扇、冰袋、冷水、酒精等降体温（图5-7）。

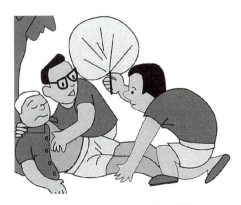

图5-7　解开衣扣，降温

（3）饮用凉开水、淡盐水或淡茶水。

（4）在太阳穴上涂抹清凉油、风油精等，或口服人丹、十滴水、藿香正气水等中药。

（5）使意识丧失患者躺下侧卧，打开气道。

（6）出现心脏骤停者要立即做心肺复苏！

（7）启动 EMSS。

第四节　电击伤患者的应急救护

电击伤是指一定量的电流通过人体引起的机体损伤和功能障碍。电流对人致命的伤害是引起室颤、心搏骤停、呼吸肌麻痹等，其中心搏骤停是电击伤后立即死亡的主要原因。及时有效的心肺复苏、心脏除颤是抢救成功的关键。雷击也是一种电击伤形式，其电压可达几千万伏，强大的电流可使人的心跳、呼吸骤停并造成严重烧伤。

一、电击伤概述

电流通过人体的方式不同，所造成的伤害也不同。电流通过一侧上肢至另一侧上肢或下肢时，经过胸部，比电流通过一侧下肢至另一侧下肢危险性大；同样，电流通过躯干左侧比通过躯干右侧危险性大。电对人体的伤害可概括为电流本身、电能转换为热或光效应所造成的伤害。

（一）电流伤（触电）

电流通过心脏，引起严重的心律失常，从而导致心脏无法排出血液，血液循环中断，心搏骤停。电流对延髓中枢的损害，可造成呼吸中枢的抑制、麻痹，导致呼吸衰竭、呼吸停止。

（二）电烧伤

电烧伤多见于高压（1000 V 以上）电器设备事故，烧伤程度因电压及接触部位不同而不等，轻者仅为皮肤的损伤，严重者损伤面积大，可深达肌肉、血管、神经、骨骼。

二、电击伤症状与急救

（一）全身表现

轻者有惊吓、发麻、心悸、头晕、乏力症状，一般可自行恢复。重者出现强直性肌肉收缩、昏迷、休克、心室颤动。低压电流可引起心室颤动致心搏骤停；高压电流主要损害呼吸中枢，导致呼吸麻痹、呼吸停止。

（二）局部表现

1. 普通电压触电所致的烧伤

此种电击伤常见于电流进入点与流出点，伤面小，直径在 0.5～2 厘米，呈椭圆形或圆形，焦黄或灰白色，干燥，边缘整齐，与健康皮肤分界清楚。一般不损伤内脏，致残率低。

2. 高电压所致的烧伤

此种电击伤常有一处进口和多处出口，创面不大，但可深达肌肉、血管、神经甚至骨骼，有"口小底大、外浅内深"的特征，致残率高。高电压触电时应请专业人员处理。

（三）应急救护措施

（1）迅速切断电源，或用干木棍、竹竿等不导电物体将电线挑开。电源不明时，不要用手直接接触伤员，在确定伤员不带电的情况下立即救护。

（2）在浴室或潮湿的地方，救护员要穿绝缘胶鞋，戴胶皮手套或站在干燥木板上，以保护自身安全。

（3）紧急呼救，启动 EMSSS。

（4）立即给心跳呼吸骤停者进行心肺复苏，不要轻易放弃，直到专业医务人员到达现场。有条件应尽早使用 AED 进行电除颤。

（5）烧伤局部应进行创面的简易包扎，再送医院抢救。

（6）所有电击伤者应该经医学鉴定。

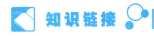

触电的急救

触电急救最为重要的就是迅速让触电者脱离电源。在此期间，救护者既要救人，也要保护自己，在触电者未脱离电源前，严禁直接用手触及触电者。

第五章 常见意外伤害的应急处理

（1）触电者触及低压带电设备时，救护者应设法迅速切断电源，如断开电源开关、电闸，拔出电源插头等，或使用绝缘工具、干燥的木棒等不导电的物品解脱附着在触电者身上的电源，或救护者戴绝缘手套，站在绝缘垫、干木板上施救。总之，必须先将救护者自身处于绝缘后方可救人，切不可触及金属物体时救人或直接触及触电者的身体裸露部分；如果电流通过触电者导入大地或触电者紧握电线，可设法用干木板塞到触电者身下，使触电者与大地隔离，也可用带干木把的斧子或绝缘良好的钳子将电线切断，切断电线时要一根一根地剪断，并尽可能站在绝缘物或干木板上操作。

（2）触电者触及高压带电设备时，救护者应迅速切断电源，或用适合该电压等级的绝缘工具（绝缘手套、绝缘靴、绝缘棒等）解脱触电者，救护者在抢救中应注意保持自身与周围设备（物体）带电部分的安全距离。

（3）触电发生在架空线路上，且能够迅速切断线路电源时，应首先迅速切断线路电源，然后抢救触电者。如无法立即切断线路电源，属于低压线路的，救护者可以迅速登杆，系好安全带，然后用绝缘物体使触电者脱离电源；或者抛挂足够截面、长度适当的金属短路线使电源开关跳闸。抛挂前，应将短路线一端固定在接地点上，另一端系重物，抛掷时要注意防止电弧伤人或断线危及人员安全。无论是低压线路还是高压线路，救护者在使触电者脱离电源时要注意防止发生高处坠落和再次触及其他有电线路。

（4）触电者触及的是断落在地上的高压带电导线，且尚无法确认导线是否已经停电时，救护者在未做好安全措施前，不能接近断线点周围 8～10 米的区域，以防跨步电压伤人。救治者应先穿好绝缘靴或双脚并拢跳跃地接近触电者。触电者脱离带电导线后，救护者应迅速将其带至 8～10 米以外开始急救。只有在确认线路已经停电后，方可在触电者脱离导线后立即就地实施急救。

第五节 淹溺患者的应急救护

一、溺水概述

溺水概述

国际复苏联盟（ILCOR）将淹溺定义为一种于液态介质中产生呼吸障碍的过程。如果

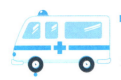

这个液态介质是水，我们就称为溺水。淹溺并非时间上某一点的概念，其含义是气道入口形成一道液-气界面，它可阻止人体进一步呼吸，在这一过程之后，无论溺水者存活或死亡都属于溺水的范畴。

淹溺（drawing）可分为淹没（submersion）和浸泡（immersion）两种情况。淹没指溺水者的面部位于水平面以下或受到水的覆盖，数分钟后即可出现窒息与心搏骤停。浸泡是指溺水者的头部露出于水平面之上，大多数情况下是借助于救生衣时的表现。不管是淹没还是浸泡，溺水者都经常会出现低体温。如果淹溺者被救，淹溺过程则中断，称为非致命性淹溺。因为淹溺而在任何时候死亡的，称为致命性淹溺。

> **小贴士**
>
> 溺水的预防
>
> 我们要根据具体情况制定有针对性的淹溺预防措施，具体内容包括：
>
> （1）在水源地安置醒目的安全标识或警告牌，救生员要经过专业培训。
>
> （2）对所有人群进行淹溺预防的宣传教育。
>
> （3）过饱、空腹、酒后、药后、身体不适者避免下水或进行水上活动。
>
> （4）儿童、老年人、伤残人士避免单独接近水源。
>
> （5）游泳前应做好热身、适应水温，减少抽筋和心脏病发作的机会。
>
> （6）远离激流，避免在自然环境下使用充气式游泳圈。
>
> （7）如有可能，应从儿童期尽早开始游泳训练。在人群中普及心肺复苏术可大大提高淹溺抢救成功率。

二、溺水的急救

溺水致死的原因主要是气管内吸入大量水阻碍呼吸，或因喉头强烈痉挛，引起呼吸道关闭，窒息死亡。溺水者面部青紫、肿胀，双眼充血，口腔、鼻孔和气管充满血性泡沫，肢体冰冷，脉细弱，甚至抽搐或呼吸心跳停止。对溺水者，要仔细观察其呼吸和心跳情况，对呼吸、心跳停止者，马上做心肺复苏术，并设法让患者吐水。

将溺水者救上岸后，应马上检查溺水者的心跳、呼吸等情况，如呼吸停止，应马上做人工呼吸抢救。当救护者能站立在水中时，可用双手托住溺水者的颈部，口对口先连续吹入4口气，在5秒钟内观察溺水者的胸、腹部，看看是否有反应，也可用面颊贴在溺水者嘴上感觉一下是否有自主呼吸，如无反应，再吹 4 口气。如果呼吸、脉搏完全停止了，则要做心肺复苏术。

（一）急救要点

（1）溺水者如不熟悉水性，除呼救外，应取仰卧位，头部向后，使鼻部可露出水面呼吸。呼气要浅，吸气要深。此时千万不要慌张，不要将手臂上举进行扑动，这样会使身体下沉得更快。

（2）溺水者如会游泳，只是发生小腿抽筋，要保持镇静，采取仰泳位，用手将抽筋的腿的脚趾向背侧弯曲，使痉挛松解，然后慢慢游向岸边。

（3）发现有人溺水时，救护者应迅速游到溺水者附近，观察清楚位置，从其后方出手救援，或投入木板、救生圈、长杆等，让落水者攀扶上岸（图 5-8）。

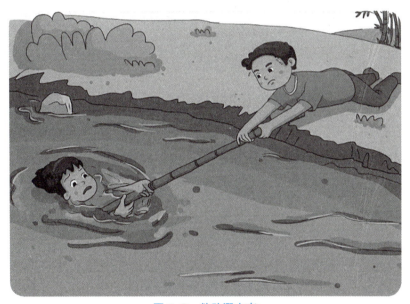

图 5-8　救助溺水者

（二）溺水者被救上岸后的急救

（1）清除口、鼻中的杂物。上岸后，应迅速将溺水者的衣服和腰带解开，擦干身体，清除其口、鼻中的淤泥、杂草、泡沫和呕吐物，使上呼吸道保持畅通，如有活动假牙，应取出，以免坠入气管内。

（2）如果发现溺水者喉部有阻塞物，可将溺水者面部转向下方，在其后背用力一拍，将阻塞物拍出气管。

（3）如果溺水者牙关紧闭，口难张开，救护者可在其身后，用两手拇指顶住溺水者的下颌关节用力前推，同时用两手食指和中指向下扳下颌骨，将口掰开。为防止已张开的口再闭上，可将小木棒放在溺水者上下牙床之间。

（4）在进行上述处理后，应着手将进入溺水者呼吸道、肺部和腹中的水排出。这一过程就是"控水"。常用的一种方法是，救护者一腿跪地，另一腿屈膝，先将溺水者腹部搁在屈膝的腿上，然后一手扶住溺水者的头部使口朝下，另一手用力压溺水者的背部，使水排出。

（5）对心跳停止者应先进行胸外心脏复苏。溺水者仰卧，背部可垫一块硬板，急救者位于伤员一侧，面对伤员，右手掌平放在其胸骨下段，左手放在右手手背上，缓缓用力，注意力度，以防骨折，反复有节律地进行胸外心脏按压，直至溺水者恢复心跳为止（图5-9）。

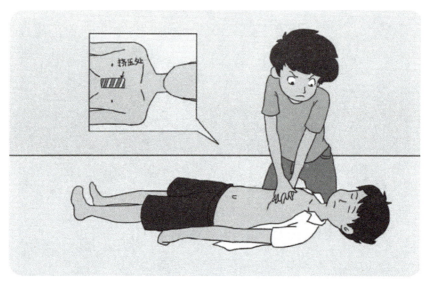

图5-9 溺水者心脏复苏

（6）对溺水者进行人工呼吸。人工呼吸是使溺水者恢复呼吸的关键步骤，应不失时机尽快施行，且不要轻易放弃努力，应坚持做到溺水者完全恢复正常呼吸为止。在实践中，有很多溺水者是在做了数小时的人工呼吸后才复苏的。

人工呼吸的节律为15～20次/分。常用的人工呼吸法有口对口吹气法。其具体步骤为：

①使溺水者仰卧在地上，在其颈下垫些衣物，头部稍后仰，使呼吸道拉直。

②救护者跪蹲在溺水者一侧，一手捏住溺水者的鼻子，另一手托住其下颌。

③救护者深吸一口气后，用嘴贴紧溺水者的口（全部封住，不可漏气）吹气，使其胸

第五章 常见意外伤害的应急处理

腔扩张。吹进约1500毫升空气后,嘴和捏鼻的手同时放开,使溺水者的胸腔在弹性的作用下回缩,将气体排出肺部。必要时,救护者可用手轻压一下溺水者的胸部,帮助其呼气,如此周而复始地进行。

思考练习

1. 如何正确应对轻度烧伤与重度烧伤?
2. 中暑会致人死亡吗?简述中暑的急救要点。

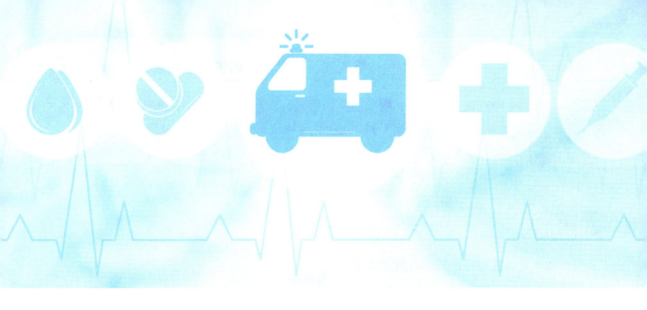

第六章　突发事件时的应急救护

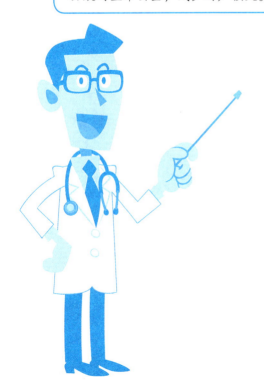

章节导读

　　突发公共事件简称突发事件，它通常是指各种天灾人祸的突然降临，导致人员伤亡、财产损失、生态环境遭到破坏等危及公共安全、具有重大社会影响的紧急事件。众所周知，突发事件中对社会影响最大、后果最严重的是人员伤亡。尽管突发事件发生的原因各不相同，灾害严重程度也轻重不等，涉及范围大小不一，但如能对突发事件做出及时、科学、有效的处置，就能大大减轻其造成的后果，从而保护公众的生命安全，减少财产损失。

学习目标

掌握自然灾害的类型及应急救护。
掌握灾难事故的类型及应急救护。
掌握公共卫生事件的类型及应急救护。
掌握核生化伤害的应急救护。

第六章　突发事件时的应急救护

第一节　自然灾害的应急救护

一、地质灾害

（一）地震

地震是地球上经常发生的一种自然现象，即地球表层震动。地震具有突发性强、预见性差、破坏性大等特点。地震的危害非常大，可分为直接灾害和次生灾害。直接灾害主要有建筑物倒塌、人员伤亡、设施破坏、山崩滑坡等。次生灾害主要有火灾、水灾和细菌、放射性物质扩散、毒气泄漏污染等。地震的发生突如其来，并且带有强大的破坏性。地震发生时，要学会保护自己，尽一切可能把伤害降低。

案例

随着一阵急促的警报声响起，某校师生近千人迅速开展地震紧急避险安全、应急救护演练，各班学生在老师和班级安全员的指挥下按照预定疏散路线有序撤离，快速到操场安全地带集结，整个疏散过程紧张有序，用时3分5秒，达到了预期效果。

同学们完成疏散后，由教师和学生组成的应急救护小队开展自救互救演练，模拟地震灾害现场发现4名伤员现场为师生展示了心肺复苏，骨折、出血等伤情的紧急救护处置。通过演练增强了同学们灾害来临时的自我保护能力。

1. 地震的应对要点

（1）保持清醒的头脑，具有良好的心态。地震心理学上有一个"12秒自救机会"，即破坏性地震发生的时候，从感觉到震动到建筑物被破坏的平均时间一般为12秒。在这极短的时间内，千万不要慌张，急则生乱。像没头苍蝇一样横冲直撞，只会增加受伤害的可能。就算不幸被埋压在废墟中，也一定要沉住气，树立生存的信心，积极等待救援。

（2）远离危险物。地震时，要第一时间远离危险物。在家中，一定要远离液化气罐、煤气管道等易燃易爆物品，以及冰箱、吊灯等大件物品。在时间允许的条件下，要立即切断电闸，关掉煤气。在学校，要远离玻璃窗、门、风扇等容易破裂、掉落伤人的物体。在公共场合，应避开高大建筑物，如楼房、烟囱、水塔、广告牌等。

（3）震时就近躲避，震后迅速撤离至安全地点。地震发生时，应就近躲到墙角、厨房、卫生间等空间小的地方或桌子、床铺的旁边（注意不是躲在桌子、床铺的下面），抱头、闭眼，尽量蜷缩身体，降低身体重心，用毛巾等护住口鼻，用枕头、被子等柔软物品护住头部，来不及的情况下也要用双手护住头部（图6-1）。地震发生时，切忌靠窗跳楼和乘坐电梯。地震停止后，一定要尽快撤离至公园、广场、操场等空阔安全的地方。

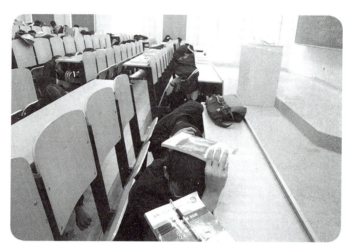

图 6-1 地震应对

（4）学会寻找避震三角区。墙体倒塌之后和地面形成的三角空间就是避震三角区。在地震发生时，如果能躲在这个区域，就能大大提高生存下来的概率。避震三角区的形成非常简单，通过家具等做一个支撑，墙板倒下的话，家具就可以为我们支撑出一个容身的安全地方。比如沙发、桌子、床，它们可以和地面垂直，从而形成避震三角区的直角，找到这个直角，也就找到了避震三角区。当然，选择形成避震三角区的物体必须具备摆放平稳、坚固密实等条件。类似电冰箱、立式空调的物体，地震中要远离，一是它们在地震中难以保持平稳，一旦倒塌就会被砸伤，二是它们极容易引起电路起火。

2. 地震的预防要点

（1）常备防灾日用品。准备好一个轻便背包，里面放置一些生活必备品，如饮用水、食物、常用药品、照明工具、通信工具等。

（2）随时随地了解应急避难场所。无论是在学校还是在住宅和公共场所，都要养成关注应急通道和应急避难场所的习惯，要熟悉家中、学校及附近的安全地带，以便危险发生时迅速撤离和疏散到安全的地方。

（3）加强防震应急知识的学习。注重地震常识的学习，掌握科学的自我防御和救护方法。积极参加家庭和学校的应急逃生演习,掌握必要的防火、灭火知识以及基本的救护技能。

> **小贴士**
>
> 正确识别地震预兆
>
> 1. 动物异常
>
> 地震发生前,动物通常都会有情绪烦躁、惊慌不安的表现,或是高飞乱跳、狂奔乱叫,或是萎靡不振、迟迟不进窝等。有谚语总结为:"震前动物有预兆,群测群防很重要。牛羊骡马不进圈,老鼠搬家往外逃;鸡飞上树猪乱拱,鸭不下水狗乱咬;冬眠蛇儿早出洞,鸽子惊飞不回巢;兔子竖耳蹦又撞,鱼儿惊慌水面跳;家家户户细留心,分析识别防范好。"
>
> 2. 地下水异常
>
> 地震发生前,地下水通常也会有冒泡、变浑、有味道等征兆。民间也有俗语说:井水是个宝,前兆来得早;无雨泉水浑,天旱井水冒;水位升降大,翻花冒气泡;有的变颜色,有的变味道;天变雨要到,水变地要闹。
>
> 3. 地光和地声异常
>
> 临震前的很短时间内,大地会突然出现彩色的或者强烈的光,还可能发出"轰隆隆"的响声或者打雷般的巨响。

(二)山体滑坡

山体滑坡是山区常见的地质灾害。山体滑坡是指斜坡上的岩石、土壤在地震、降雨、河流冲刷、地下水活动及人类活动等影响下,因为重力作用,整体或分散顺坡向下滑动的自然现象,俗称"走山""地滑"等。山体滑坡具有突发性、群发性、多发性的特点。山体滑坡对人类的危害是非常严重的,主要危害有造成人畜伤亡,破坏房屋、农作物、林木耕地,摧毁公路、铁路、水利设施、矿山等(图6-2)。

1. 山体滑坡的应对要点

(1)山体滑坡发生时,要保持冷静,不要慌张,切忌乱跑。

(2)应立即观察地形,迅速向与滑坡方向成垂直方向的两侧山坡或高地上跑,绝对不能顺着滑坡的方向跑。

(3)要远离斜坡和凹岸等危险区,不要停留在低洼的地方,也不要爬到树上躲避。如果已无法撤离,应迅速抱住身边的树木等固定物体。

（4）如果山区行车遇上暴雨，要降挡减速，仔细观察，密切注意周边的环境。对有可能发生滑坡的地方，确认安全后快速通过，切忌在靠山公路上停车逗留。如果发现公路已出现塌方，无法行驶，则应该跑出车外，迅速逃离至安全地带。

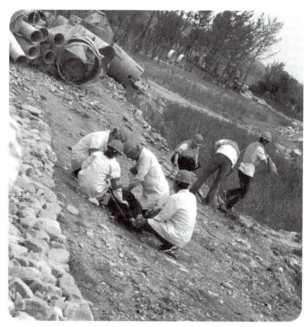

图 6-2　山体滑坡救护演练

2. 山体滑坡的预防要点

（1）居安思危，增强防范意识。充分了解山体滑坡、泥石流发生的因素，了解周边的地形地貌。

（2）在山区遇上狂风暴雨时，千万不要长时间停留在沟谷中，一定要高度警惕。野外露营时，要选择平整的高地，不要在山谷和河沟底部扎营，要尽可能避开有滚石和大量堆积物的山坡。

（3）要善于观察。遭遇大雨时，要多观察，看看山坡有没有变形、鼓包、裂缝甚至是坡上物体的倾斜、石块的滚动，听听远处山谷是否有闷雷般的轰鸣声，这些都是泥石流、山体滑坡发生的预兆，也就是人们常形容的"醉汉林"和"马刀树"的现象，遇见这种地貌要特别留意。

（三）泥石流

泥石流是在暴雨、洪水发生的情况下，山地沟谷中夹杂着大量泥沙、石块的特殊洪流，它是由泥土、砂砾、岩石等固体物质和水组成的混合体。泥石流兼有滑坡、崩塌和洪水破坏的双重作用，危害程度比单一的滑坡、崩塌和洪水更严重。泥石流的发生一般要具备三个条件，一是强降雨，二是松散的泥石，三是陡峭的地形。如果这些危险因素同时具备，一定要做好泥石流的防范工作。

1. 泥石流应对要点

（1）泥石流发生时，要立即向与泥石流前进方向成垂直方向的两边山坡高处爬，或者立即向河床两岸高处跑，或向树木密集的地方逃生躲避，利用生物屏障减小伤害。

（2）如果在车内遭遇泥石流，则必须弃车逃生，以免被埋。

（3）沿山谷徒步行走时，如果遭遇大雨，并且发现山谷有异常的声音或听到警报，不要在谷底停留，要迅速向坚固的高地的旁侧山坡跑。

2. 泥石流预防要点

（1）应迅速转移至安全的高地，不要在谷底或河岸做过多停留。

（2）野外露营时，应选择平整的高地作为营地，避开山谷与河流底部。

（3）选择最短的路径向沟谷两侧山坡或高地跑，不能往泥石流的方向走。

（4）不要躲在坡度大、土层厚的凹处。

（5）不要上树躲避，泥石流可将树连根拔起。

（6）不要躲在陡峻的山体下。

（7）不能马上返回危险区。

（四）地面塌陷

地面塌陷是指地表岩、土体在自然或人为因素作用下向下陷落，并在地面形成塌陷坑（洞）的一种动力地质现象，可分为岩溶塌陷、采空塌陷。诱发地面塌陷的因素有矿山地下水采空、过量抽采地下水、人工蓄水、人工加载、人工振动、地表渗水等。

地面塌陷的前兆：（1）井、泉的异常变化，如井、泉的突然干枯或浑浊，水位骤然降落等；（2）地面形变，如地面产生地鼓、小型垮塌、环形开裂、沉降等；（3）建筑物作响、倾斜、开裂；（4）地面积水引起地面冒气泡、水泡、旋流等；（5）植物变态、动物惊恐；（6）微微可听到地下土层垮落的声音。

1. 地面塌陷应对要点

（1）如发现上述地面塌陷前兆的情况，应立即撤离并通知有关部门，不要冒险停留在原地或居室内。

（2）司机要绕道而行，不能冒险从边缘地带通过。

（3）视险情发展情况将人、物及时撤离危险区。

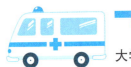

（4）应暂时封闭严重开裂的建筑物，进行危房鉴定，然后确定应采取的措施。

（5）对邻近建筑物的塌陷坑应及时用片石填堵，上铺砂卵石，再上铺砂，表面用黏土反复夯实，以免影响建筑物的稳定。

2. 地面塌陷预防要点

（1）凡居住在因采矿挖空形成的采空区的居民，在汛期都要注意房前屋后的地面有无显著变形、裂缝等。

（2）注意下大雨时是否有地表水大量、快速渗入地下等现象。

（3）注意矿山巷道、井下是否有突然涌水、涌泥现象。

（4）工程设计和施工中要注意消除或减轻人为因素的影响，如设置完善的排水系统，避免地表水大量渗入，对已有塌陷坑进行填堵处理。

（5）建筑物应尽量避开有利于岩溶塌陷发育的地段，原则上应使主要建筑物避开塌陷地段。

二、海洋灾害

（一）海啸

海啸是由风暴或海底地震造成的海面恶浪并伴随巨响的现象。海啸是一种具有强大破坏力的海浪。这种波浪运动引发的狂涛骇浪汹涌澎湃，卷起的海涛，波高可达数十米。这种"水墙"内含很大的能量，冲上陆地后所向披靡，往往对生命和财产造成严重摧残。

海啸的前兆有：海水异常的暴退或暴涨；离海岸不远的浅海区，海面突然变成白色，其前方出现一道长长的明亮的水墙；浅海区的船只突然剧烈地上下颠簸；突然从海上传来异常巨大的响声。

1. 海啸应对要点

（1）发生海啸时，航行在海上的船只不能回港或靠岸，应该马上驶向深海区，深海区相对于海岸更为安全。因为海啸在海港中造成的落差和湍流非常危险，船主应该在海啸到来前把船开到开阔海面。如果没有时间开出海港，所有人都要撤离停泊在海港里的船只。

（2）海啸登陆时海水往往明显升高或降低，如果看到海面后退速度异常快，应立刻撤离到内陆地势较高的地方。

（3）快跑。如果发生海啸，刚好在海岸边游玩的人应该快跑。面对像水墙一样滚滚而来的海啸，任何人都是无法抵挡的。在海边接收到海啸来临的信号后，第一选择就是以最快的速度向高山、坚固的建筑物等最高处跑。

（4）抓紧。如果来不及跑出灾难区或者巨大的水墙就在身后，那么此时应该采取的求生行动是立刻抓住一个固定物体。因为巨大的水流可能把遇险者冲往任何方向，且造成其神志不清甚至昏迷，人在神志不清的情况下最容易造成呛水。抱住坚固的物体能够防止被水冲走，甚至可以用绳子将自己捆在固定物体上。当浪头过来时，深吸一口气后立刻屏住呼吸，当屏不住时再慢慢呼气，直到浪头过去。

（5）浮起。如果在平坦的地区，没有高处可逃，可以立即蹲坐或趴在木板、床垫等具有漂浮性的物体上，背朝浪的来向，牢牢抓住物体边缘。最危险的时候在第一波海浪袭来时，非常容易将人与物体冲击分离或者打翻。如果能够经受住第一波海浪袭击，就有很大的生存希望了。

2. 海啸预防要点

（1）如果听到有关附近地震的报告，就要做好防海啸的准备，要记住，海啸有时会在地震发生几小时后到达离震源上千公里远的地方。

（2）如果发现潮汐突然反常涨落，海平面显著下降或者有巨浪袭来，并且有大量的水泡冒出，应以最快速度撤离海岸。

（3）海啸前海水异常退去时往往会把鱼虾等海洋生动物留在浅滩，场面甚为壮观。此时千万不要前去捡鱼或看热闹，而应当迅速离开海岸，向内陆高处转移。

（4）通过氢气球可以听到次声波的"隆隆"声。

（二）龙卷风、台风

龙卷风是一种伴随着高速旋转的漏斗状云柱的强风涡旋，是在极不稳定天气下由空气强烈对流运动产生的自雷暴云底伸展至地面的漏斗状云（龙卷）产生的强烈的旋风。龙卷风的影响范围小、周期短，但破坏力大。龙卷风摧枯拉朽，可使农作物瞬间被毁、交通中断、房屋倒塌、人畜生命受损，危害十分严重。

台风是一种强烈的发生在太平洋西部和南海的热带气旋。热带气旋是发生在热带洋面上急速旋转并向前移动的大气涡旋。台风带来的强风、暴雨和风暴潮，破坏力极大，所到之处遍地狼藉、满目疮痍，房屋、建筑被毁，城镇、农田被淹，电力、交通、通信中断，并造成大量人员伤亡和财产损失。

1. 龙卷风应对要点

（1）龙卷风、台风来临时，应尽快回到安全牢靠的房子里。在房屋内，首先要关紧并远离门窗，有地下室的躲在地下室。加固好容易被风吹动的物体，防止被砸伤。切忌随意外出。

（2）如果在外面，应尽可能远离建筑工地等危险地段和广告牌、电线杆等危险物体，谨防高空坠物，不要在大树底下躲雨或停留。

（3）如果是在野外遇到龙卷风，应迅速就近寻找与龙卷风路径垂直方向的低洼地趴下，贴近地面，抱头蜷缩或紧紧抓住固定物体。要注意远离大树、电线杆等容易倒塌的物体，以免被砸和触电。

（4）如果是在汽车上，不要开车逃离，不要躲在汽车边上，尤其不要在汽车中躲避，因为汽车对龙卷风几乎没有防御力，龙卷风掀翻、卷起车辆轻而易举，应第一时间弃车，就近找低洼处躲避。

2. 龙卷风预防要点

（1）注意收听天气预报，提前做好防御工作。

（2）疏通泄水、排水设施，保持其畅通。

（3）做好停水、停电准备，储备好食品、饮用水、照明工具、雨具及必需的药品。

（4）遇有大风雷电时，要谨慎使用电器，严防触电。

三、气象灾害

（一）洪灾

洪水是暴雨、冰雪融化、风暴潮、堤坝溃塌等引起的江、河、湖、海水量迅速增加或水位急剧上涨的现象，当洪水超过上限，发生堤坝决口或者河水漫溢而引发的灾害就叫洪灾。洪水出现频率高，涉及范围广，来势凶猛，破坏性极大，可以瞬间造成大量人员伤亡和建筑物损坏，从而造成巨大的经济损失。洪灾是我国主要的自然灾害之一。

1. 洪灾应对要点

（1）选择高处避险。洪水到来时，如果来不及转移，应第一时间就近向高处逃离，比如坚固建筑的屋顶、大树、高地。不要轻易下水逃生，不要爬到土屋的屋顶，也不可攀爬电线杆、铁塔。一定要远离危房、危墙、下水道、涵洞、电线杆、高压塔等危险地带。

（2）如洪水继续上涨，应用救生器材逃生。也可迅速找门板、木床以及大块的泡沫塑料逃生。如已被洪水包围，要将所在位置与险情立即报告给当地防汛部门，然后等待救援。如卷入洪水中，应积极寻求救援，牢牢抓住木板、树干等漂浮物，寻机逃生。

（3）逃生过程中应远离倾斜的或倒下的高压线杆，防止跨步电压触电。

（4）防止疫情发生。洪水灾害之后极易发生霍乱、痢疾、血吸虫病、登革热、流行性乙型脑炎、皮肤病等，必须做好各项卫生防疫工作，注意饮用水卫生、食品卫生，预防疫病的流行（图6-3）。

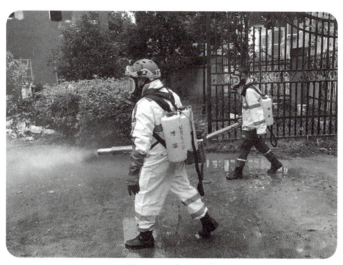

图6-3 灾后防疫

2. 洪灾预防要点

（1）关注洪水信息。洪水灾害有明显的季节性、规律性。平时应尽可能多地了解山洪灾害防治的基本知识，掌握游泳等自救逃生的本领。每年4月至9月洪水易发季节尤其要注意收听、收看天气和水文气象预报。

（2）准备必要的逃生物资。比如饮用水、食品、基本医疗药品、保暖物品和烧火用具。饮用水、食品最好是密封的、方便易带的。另外，还要保存好能使用的通信设备。

（二）冰雪灾害

冰雪灾害也叫白灾，是因长时间大量降雪造成大范围积雪成灾的自然现象。冰雪灾害种类多、分布广，是一种常见的气象灾害。冰雪灾害会对工程设施、交通运输、电力通信等生产生活和人民生命财产造成直接破坏，也会引起一些意外伤害，比如摔伤、冻伤、雪盲等，是比较严重的自然灾害。

1. 冰雪灾害应对要点

（1）及时添加衣物，注意保暖，减少户外活动。

（2）外出时，耳朵、手脚等容易冻伤的部位，尽量不要裸露在外。要穿上底面粗糙、防滑的鞋，别穿硬底和底面光滑的鞋。走路速度要慢，要注意保持身体平衡。路过桥下、

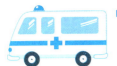

屋檐等处时，要迅速通过或绕道通过，以免冰凌因融化而突然脱落伤人。远离易发生坍塌、掉落等事故的危险地带。

（3）在冰雪天气行车应减速慢行，缓行多看，及时安装轮胎防滑链或换用雪地轮胎，佩戴有色眼镜或变色眼镜。转弯时避免急转以防侧滑，踩刹车不要过急过死。

（4）如果出现冻伤，应尽快脱离寒冷环境，脱去潮湿衣物，用体温或者温水复温，不要用雪摩擦患处，也不要用干热或辐射热直接加热。如果滑倒摔伤有出血现象，应该立即用比较清洁的布类包扎伤口止血。如果滑倒摔伤出现剧烈疼痛，要警惕是否骨折，应对受伤部位进行固定，并尽快到医院就医。

2. 冰雪灾害预防要点

（1）了解气象信息，防寒保暖，注意安全。注意关于暴雪、冰冻的预报、预警信息；准备好融雪、扫雪工具和设备；储备充足的食物和水；远离不坚固、不牢靠的围墙、建筑物。

（2）注重饮食营养。增加御寒食物、产热食物的摄入，多吃富含维生素的食物，适量补充矿物质。

（3）增强体育锻炼。冬天温度低，人体免疫机能下降，要积极锻炼身体，提高身体素质。

（三）高温酷暑

随着全球气候变暖日益严重，高温天气越来越常见。在中国气象学上，气温在35℃以上时可称为高温天气，如果连续几天最高气温都超过35℃，即可称作高温热浪或高温酷暑天气。高温预警信号分为3级，分别用黄、橙、红色表示。

1. 高温酷暑应对要点

（1）合理安排作息。夏季炎热时，尽量避免或减少户外活动，避免剧烈运动。在高温情况下作业，应采取必要的防护措施。中午12点到下午2点是阳光最强烈、温度最高的时候，这个时间段尽量不要外出。晚上睡觉时空调温度不要调得过低，也不要对着电风扇直吹。切忌运动后喝大量冷饮或运动后立即下水游泳、洗冷水浴。保持居室的通风透气，穿透气性好的浅色衣服。

（2）注意饮食卫生。要多饮水，每日补充2000毫升以上的水，以温淡盐开水或茶水为主，兼食瓜果和新鲜蔬菜。避免饮用含咖啡因、酒精和大量糖分的饮料，这些饮料会导致脱水。适当摄入盐分，补充因大量出汗导致的电解质流失。

（3）掌握中暑的简单紧急处理办法。当感觉自己或发现别人有先兆中暑和轻症中暑症状时，首先要迅速撤离高温环境，选择阴凉通风的地方休息。然后多饮用含盐分的清凉饮料，在额头处擦清凉油，服用藿香正气水等解暑药品。如果出现血压降低、虚脱，应立即平卧，解开衣扣，用冷水或者白酒擦身进行体表降温并及时上医院静脉滴注生理盐水。对于重症中暑者，应立即将其从高温环境转移至阴凉通风处，并迅速送医院。中暑之后忌大量饮水，忌大量食用生冷瓜果，忌吃大量油腻食物，忌单纯进补。

（4）高温天气下车辆自燃的处理办法。一是要保持警惕。很多时候在自燃初期不会有明火，而是最先散发出味道或烟雾，当行驶途中车内有烧焦烧煳等味道或是发动机盖有烟雾散发出来时，应该保持警惕，靠边停车进行相关的救援。二是马上切断电源。当怀疑车辆即将自燃或发现已经自燃后，应当迅速将车辆停靠至远离易燃物的路边，同时迅速关掉发动机，切断一切车内电源。三是尝试救援。确定了着火位置后，马上找到灭火器并戴上手套，按照灭火器的操作要求对相应的位置进行灭火。如果是发动机舱着火，请戴上手套并用比较隔热的东西垫在手和发动机盖之间，因为如果是发动机舱内起火，其温度会非常高。将发动机舱盖打开一条缝后，再将灭火器的喷嘴从缝隙处喷到发动机舱内，以减小火势。然后用一只手打开发动机舱盖，并马上寻找着火点，找到后迅速用灭火器进行喷射灭火。四是安全撤离。一定要注意，由于车载灭火器的容量有限，如果控制不住火势就应赶紧撤离到安全的地方，毕竟生命安全才是最重要的。

2. 高温酷暑预防要点

（1）注意饮食。与冰雪天气食高脂肪、高热量食物相对，高温天气里的饮食一定要清淡，多喝绿豆汤、冬瓜汤等防暑饮品，多吃新鲜的瓜果蔬菜，少吃油腻食物。另外，还要多喝水，不要等口渴了才喝水。

（2）避免暴晒。高温天气出门记得要做好防晒工作，夏天要穿浅色衣服，戴太阳镜、遮阳帽、遮阳伞或涂防晒霜。中午12点是太阳辐射最强的时候，紫外线也最强；下午2点是地面辐射最强的时候，气温最高，这两个时间段最好不要外出。

（3）常备防暑药品，如藿香正气水、十滴水、风油精、清凉油等。

（四）大雾

当大量微小水滴悬浮在近地面的空气中，能见度小于500米时，就是大雾天气。大雾预警信号分3级，分别用黄色、橙色、红色表示。

黄色：12小时内可能出现能见度小于500米的雾或者已经出现能见度小于500米、大于等于200米的雾且可能持续。

橙色：6小时内可能出现能见度小于200米的浓雾或者已经出现能见度小于200米、大于等于50米的浓雾且可能持续。

红色：2小时内可能出现能见度低于50米的强浓雾或者已经出现能见度低于50米的强浓雾且可能持续。

1. 大雾应对要点

（1）大雾里面含有各种酸、碱、盐、酚、尘埃、病原微生物等有害物质，出门时戴口罩能避免冷空气直接吸入，防止大颗粒灰尘进入身体。外出回来应清洗面部及裸露的肌肤。

（2）机动车驾驶员应打开防雾灯，密切关注路况。行驶中要减速慢行，控制好车速、车距（图6-4）。

（3）在高速公路上行驶的车辆，遇大雾天气、能见度过低时，应立即减速慢行，并将车驶向最近的停车场或服务区停放。

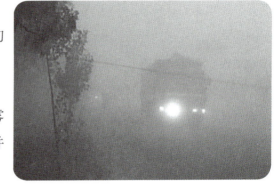

图6-4 机动车驾驶的大雾应对

2. 大雾机动车驾驶要点

（1）出门前，应当将挡风玻璃、车头灯和尾灯擦拭干净，检查车辆灯光是否齐全有效。另外，在车内一定要携带三角警示牌或其他警示标志，需停车检修时，要在车前后50米处摆放警示牌，提醒其他车辆注意。

（2）雾中行车时，一定要严格遵守交通规则限速行驶，千万不可开快车。雾越大，可视距离越短，车速就必须越低。

（3）雾天行驶，一定要使用防雾灯，要遵守灯光使用规定：打开前后防雾灯、尾灯、示宽灯和近光灯，利用灯光来提高能见度，看清前方车辆及行人与路况，也让别人容易看到你车。需要特别注意的是，雾天行车不要使用远光灯，这是因为远光光轴偏上，射出的光线会被雾气反射，在车前形成白茫茫一片，开车的人反而什么都看不见了。

（4）如果雾太大，可以将车靠边停放，同时打开近光灯和应急灯。停车后，从右侧下车，离公路尽量远一些，千万不要坐在车里，以免被过路车撞到。等雾散去或者视线稍好再上路行驶。

（5）在大雾天视线不好的情况下，勤按喇叭可以起到警告行人和其他车辆的作用，当听到其他车的喇叭声时，应当立刻鸣笛回应，提示自己的行车位置。两车交会时应按喇叭提醒对面车辆注意，同时关闭防雾灯，以免给对方造成炫目感。如果对方车速较快，应主动减速让行。

（6）在雾中行车应该尽量低速行驶，尤其是要与前车保持足够的安全车距，不要跟

第六章 突发事件时的应急救护

得太紧。要尽量靠路中间行驶,不要沿着路边行驶,以防与路边临时停车等待雾散的人相撞。

(7)如果发现前方车辆停靠在右边,不可盲目绕行,要考虑此车是否在等让对面来车。超越路边停放的车辆时,要在确认其没有起步的意图而对面又无来车后,适时鸣喇叭,并从左侧低速绕过。另外,也要注意小心盯住路中的分道线,不能压线行驶,否则会有与对向的车相撞的危险。在弯道和坡路行驶时,应提前减速,并避免中途变速、停车或熄火。

(8)在雾中行车时,一般不要猛踩或者快松油门,更不能紧急制动和急打方向盘。如果认为的确需要降低车速,应先缓缓放松油门,然后连续几次轻踩刹车,以达到控制车速的目的,防止追尾事故的发生。

(五)雷击

雷电放电具有电流大、电压高、冲击性强的特点。其能量释放出来可产生极大的破坏力。雷击除可能毁坏设施和设备外,还可能伤及人、畜,引起火灾和爆炸,造成大规模停电等。因此,电力设施、建筑物,特别是有火灾和爆炸危险的建筑物,均需考虑采取防雷措施。雷电预警信号分为黄、橙、红三个等级,逐级增强。

1. 室内避雷应对要点

(1)打雷时,首先要做的就是关好门窗,防止雷电直击室内或者防止球形雷飘进室内。

(2)人不要站立在灯泡下,应将家用电器的电源切断,以免损坏电器。

(3)尽量不要拨打、接听电话或使用电话上网,应关闭电源和电话线及电视闭路线等可能将雷电引入的金属导线。

(4)在室内也要离开进户的金属水管以及跟屋顶相连的下水管等。

(5)晾晒衣服被褥等用的铁丝不要拉到窗户、门口,以防铁丝将雷引入室内。

2. 户外避雷应对要点

(1)遇雷暴天气出门,最好穿胶鞋,这样可以起到绝缘的作用。

(2)不要在打雷时拨打或接听手机,最好关掉手机电源。

(3)不宜在孤立的大树下躲避雷雨。打雷时最好与树干保持5米的距离,下蹲并双腿靠拢。

(4)突遇雷雨,当感觉头发发硬并竖起来时应该蹲下,降低自己的高度,同时将双脚并拢,减少跨步电压带来的危害。

(5)远离建筑物外露的水管、煤气管等金属物体及电力设备。

(6)看见闪电几秒后就听见雷声,说明你正处于近雷暴的危险环境,此时应停止行走,两脚并拢并立即下蹲,不要与人拉在一起,最好使用塑料雨具、雨衣,不要使用金属雨具。

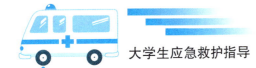

（7）不要拿着金属物品在雷雨中停留。不要手持金属体，取下身上佩戴的金属饰品，如钥匙、发卡、项链等，放在5米以外的地方。

（8）不宜在水边、洼地停留，水体导电能力好，易遭雷击，要迅速到附近干燥的房子中去避雨，不能在树下躲避雷雨。在山区找不到房子时，可以在岩石下或山洞里避雨。

（9）如果看到高压电线遭雷击断裂，应提高警惕，因为高压线断点附近存在跨步电压，身处附近的人此时千万不要跑动，而应双脚并拢，降低高度，跳离现场。

3. 雷击预防要点

（1）加强防雷安全宣传教育，提高防雷意识，提升应对雷击的自救互救技能。

（2）按照国家规定安装雷电防御装置。

（3）应当对雷电防御装置进行经常性的维护、保养，并委托雷电防御装置检测机构实施定期安全检测。

> **小贴士**
>
> 避雷安全防范歌
>
> 霹雳闪电雷雨天，安全第一莫等闲。
>
> 献首歌谣大家唱，劝您牢记在心间。
>
> 身在屋内关门窗，电器设备关电源。
>
> 最好不要打电话，切莫出屋站檐下。
>
> 空阔地域全身缩，尽量减少暴露面。
>
> 双脚并拢快蹲下，躲在树下最危险。
>
> 人群多时要疏散，跑步摩擦引雷电。
>
> 金属物体不接触，电线杆下不安全。
>
> 正在船上要上岸，闪电遇水水带电。
>
> 躲进汽车锁好门，换件干衣身上穿。
>
> 球形闪电虽少见，不要只顾看稀罕。
>
> 它的能量十分大，慢慢躲闪莫擦边。

第二节 灾难事故的应急救护

灾难事故是具有灾难性后果的事故，是人们在生产、生活中由于有意或无意违反了相关的规定或操作而导致的具有灾难性后果的事故。灾难事故的出现会造成大量人员伤亡和

第六章 突发事件时的应急救护

巨大财产损失,因此,我们必须加强防范意识,避免或减少灾难事故的发生。

一、火灾事故

在各种灾害中,火灾是威胁公众安全和社会发展的主要灾害之一。人们在用火的同时,要不断总结预防火灾发生,尽可能地减少火灾(的发生)和它对人类造成的危害。

案例

为上好大学生入学第一堂课,提高师生消防安全意识,新生军训期间,学校模拟学生宿舍发生火情场景,开展火灾逃生演练活动。

9月15日14时,学校新公寓2栋315寝室浓烟滚滚,校保卫处接到报警,立即调度工作人员和保安,提上灭火器前往现场灭火,确定火情。同时启动消防应急广播,宿舍楼内学生听到应急广播后,按照教官指令,打湿毛巾捂住口鼻,在烟雾中,顺墙边采取弯腰低姿向两边安全出口有序撤离到安全地带。

学生疏散逃生至篮球场,完成逃生演练后,学校邀请消防救援大队专业人员向学生讲解了如何识别和使用灭火器、灭火注意事项及要求,并现场演示灭油火,现场10名学生参与灭火体验活动。

(一)宿舍失火

1. 应对要点

(1)逃生时,应用湿毛巾捂住口鼻,背向烟火方向迅速离开。

(2)逃生通道被切断、短时间内无人救援时,应关紧起火方向的门窗,用湿毛巾、湿布堵塞门缝,用水淋透房门,防止烟火侵入。

2. 预防要点

(1)宿舍无人时,应切断电源,关闭燃气阀门。

(2)不要围观火场,以免妨碍救援工作或因爆炸等原因受到伤害。

(3)宿舍应备家用灭火器、应急逃生绳、简易防烟面具、手电筒等,并且要将它们放在随手可取的位置,以便在危急关头派上大用场。

(二)高楼失火

高层建筑楼道狭窄、楼层高,发生火灾不容易逃生,救援困难,而且常因人员拥挤阻塞通道而造成踩踏事故。

1. 应对要点

（1）及时扑救，可利用各楼层的消防器材扑灭初起火灾。因火势向上蔓延，应用防火毯湿棉被等物作掩护，快速向楼下有序撤离。离开房间以后，一定要随手关门，将火焰、浓烟控制在一定的空间内。

（2）注意防烟。用湿毛巾等物掩住口鼻，保持低姿势前进，呼吸要小而浅。带婴儿逃离时，可用湿布轻轻蒙在婴儿脸上。

（3）理性逃生，不可跳楼。可将被单、桌布等结成牢固的绳索，牢系在窗栏上，顺绳滑至安全楼层。也可靠墙躲避。因为消防员进入室内救援时，大都是沿墙壁摸索行进的。或进入避难层、顶层、卫生间。

（4）等待救援。当通道被火封住、欲逃无路时，可靠近窗户或阳台呼救，同时关紧起火方向的门窗，用湿毛巾、湿布堵塞门缝，用水淋透房门，防止烟火侵入。

（5）使用求救信号。如果是在白天，可以寻找色彩艳丽的衣服或者布条，伸出窗户外大幅度晃动，以引起救援人员的注意。如果是晚上，可以使用手电筒。要注意千万不要使用打火机，以免造成可燃气体爆炸。

2. 高楼失火逃生要点

（1）保持镇静、不盲目行动是安全逃生的重要前提。

（2）因供电系统随时会断电，千万不要乘电梯逃生。

（3）等待救援时应尽量在阳台、窗口等易被发现的地方。

（4）不要轻易跳楼。

（5）通道出口应畅通无阻。楼梯、通道、安全出口等是火灾发生时最重要的逃生之路，应保证畅通无阻，切不可堆放杂物或设闸上锁。

（三）人员密集场所失火

酒店、影剧院、超市、体育馆等是人员密集的场所，一旦发生火灾，常因人员慌乱、拥挤而阻塞通道，发生互相践踏的惨剧。有时由于逃生方法不当，还会造成更多人员的伤亡。

1. 应对要点

（1）发现初起火灾，应利用楼层内的消防器材及时扑灭。

（2）要保持头脑清醒，千万不要惊慌失措而盲目乱跑，逃生时要保持镇静，有序进行，千万不要拥挤，避免踩踏。

（3）火势蔓延时，应用衣服遮掩口鼻，放低身体姿势，浅呼吸，快速、有序地向安全出口撤离。尽量避免大声呼喊，防止有毒烟雾进入呼吸道。

2. 预防要点

（1）人口密集的场所要规范安全用火用电，经常排查安全隐患。

（2）多留心人员密集场所的安全门或出入口。

（3）下榻宾馆、酒店后，应特别留心服务方提供的火灾逃生通道图，或自行了解安全出口的方位。

（4）熟悉环境，暗记出口。当处在陌生的环境时，为了自身安全，请务必留心疏散通道、安全出口及楼梯方位等，以便关键时候能尽快逃离现场。

（四）汽车失火

1. 应对要点

（1）发动机起火：迅速停车，切断电源，用随车灭火器对准着火部位灭火。

（2）车厢货物起火：立即将汽车驶离重点要害地区或人员集中场所，并迅速报警。同时，用随车灭火器扑救。周围群众应远离现场，以免发生爆炸时受到伤害。

（3）加油过程中起火：立即停止加油，疏散人员，并迅速将车开出加油站（库），用灭火器及衣服等将油箱上的火焰扑灭。地面如有流洒的燃料着火，应立即用灭火器或沙土将其扑灭。

（4）被撞后起火：先设法救人，再灭火。

（5）公共汽车在运营中起火：立即开启所有车门，让乘客有序下车。然后，迅速用随车灭火器扑灭火焰。若火焰封住了车门，乘客可用衣服蒙住头部，从车门冲下，或者打碎车窗玻璃，从车窗逃生。

2. 预防要点

（1）不准携带易燃、易爆等危险品乘坐公共交通工具。

（2）应随车配备灭火器，并学会正确使用。

（3）在加油站加油时严禁使用移动电话，严禁使用打火机和抽烟。

灭火器的使用方法

1. 干粉灭火器

干粉灭火器可用来扑灭固体、可燃液体、气体或带电设备的初起火灾。使用手提式干粉灭火器时，应撕去头上铅封，拔去保险销，站到离火焰 3 至 4 米远的上风方向，一只手握住胶管，将喷嘴对准火焰的根部，另一只手按下压把或提起拉环。喷粉要由近而远，向前平推，左右横扫，不使火焰蹿回。在扑救油类等液体火灾时，不要直接冲击液面，以防液体溅出（图 6-5）。

2. 泡沫灭火器

要将灭火器平稳地提到火场，注意筒身不宜过度倾斜，以免两种药液混合。然后，用手指压紧喷嘴口，颠倒筒身，上下摇晃几次后向火源喷射。如果是油火，使用手提式化学泡沫灭火器时，应向容器内壁喷射，让泡沫覆盖油面使火熄灭。

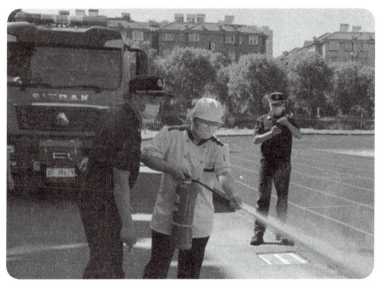

图 6-5　干粉灭火器的使用

二、踩踏事故

踩踏事故

（一）避险原则

踩踏事故是指在人员相对密集的场所，如体育场馆、电影院、酒吧、商场、学校、彩票销售点、狭窄的街道、楼梯间等因为某个突发事件而突然使人群受到惊扰或骚动，从而形成大规模的拥挤、骚乱，导致大量人员被挤伤、窒息或踩踏，并恶性循环的群体伤害意外事件。

人群拥挤，场面混乱，跌倒的人没能及时爬起，被人踩压造成踩踏事件。避险原则如下：

（1）参加大型活动时，先观察该活动区域的地形，尽量远离不安全区域，尽量跟随客流有序行进，不走未知的捷径。要提前观察好安全通道和应急出口的位置，在活动即将

第六章 突发事件时的应急救护

散场时可提前离场,或者在自己的座位上耐心等待,有序离开随时做好疏散准备。

(2)对撤离方向和最近的出口要心里有数。要注意看台都有一定的坡度,遇现场骚乱时不要推挤,更不要着急翻越栏杆,以免栏杆被挤折而伤及自身。

(3)发生骚乱时听从指挥有序撤离,不可停留看热闹。应避免来回跑动、找人。要迅速、有序地向离自己所在处最近的安全出口移动。自觉遵守现场规定,遇到少数人起哄、煽动闹事等情况,不要盲目跟从。

(4)发现人群涌来时,要快速避让到一边,或紧靠墙边等人群过去,无处可躲时即刻顺人流方向走。切勿逆着人流行进或抄近路。

(5)防止贵重物品被挤掉,不可弯腰提鞋、系鞋带或拾物。

(6)发现前面的人突然摔倒,不可即停,尽快绕行,跟行的人发现你避开也会本能躲避,使得跌倒的人获得爬起的机会。

(7)混乱情况下要想办法站稳、扶好。被人群拥裹前行时,互握手臂向前撑开,护住面部确保呼吸。

(8)万一被挤倒在地,身体缩成球状,双手护头,防止伤到面部和腹部,有机会应靠近墙边或支撑物下,力争尽快站起来。

(二)现场应急救护

(1)及时联系外援,寻求帮助,尽快拨打110、999或120等紧急报警求助电话,同时开展自救和互救。

(2)迅速将挤压在一起的伤员就地分别平躺,散开围观人群,保持现场安静和空气流通,避免伤员受凉。安抚伤员,让其放松。

(3)当发现伤者呼吸、心跳停止时,要赶快做人工呼吸,辅以胸外按压。

三、中毒事件

(一)液化气中毒事件

管道燃气、瓶装液化石油气发生泄漏可使人窒息,引发火灾甚至爆炸。液化石油气、人工煤气发生泄漏,还可导致人中毒。在密闭的居室内使用煤炉取暖、做饭容易发生煤气中毒。

1. 应对要点

(1)一旦发现燃气泄漏或着火,应迅速关闭燃气阀门;同时打开门窗进行通风换气。

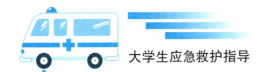

（2）控制现场。一是严禁烟火；二是在现场不要开启或关闭任何电器开关；三是不要在充满燃气的房间拨打和接听电话。

（3）如果泄漏无法制止，应立即离开泄漏房间，拨打110、119报警或者拨打供气单位维修电话。

（4）立即使患者脱离窒息、中毒环境，开窗通风，并注意为患者保暖。

（5）要让有自主呼吸能力的患者充分吸入氧气；对呼吸、心跳停止的患者，应立即采取心肺复苏术，并拨打120急救电话。让患者尽早接受高压氧治疗，以减少后遗症。

2. 预防要点

（1）及时更换陈旧的液化气瓶。

（2）液化气气不足时，不能摇动气罐。

（3）不要自行安装、改装、拆除燃气设施。使用燃气时，注意看护，人员不能远离。

（4）定期检查燃气是否泄漏。在接头处、管件上涂肥皂水，看是否有气泡产生。经常查看连接灶具所用的胶管，若出现龟裂、老化等现象要及时更换。严禁用明火检查！

（5）不要将燃气管道暗埋或包裹，管道上不要悬挂和缠绕任何物品。

（6）使用与燃气气源适配的合格的燃气燃烧器具。使用具有经营许可资格的瓶装液化石油气经营企业提供的气瓶和气体。

（7）使用液化气后，必须关闸。若离开时间比较长，也应关闸。

（二）农药中毒事件

农药中毒是指进入人体的农药超过最大忍受量，使人的正常生理功能受到影响，出现生理失调、病理改变等。主要症状有呼吸障碍、心搏骤停、休克、痉挛、激动、烦躁、不安、疼痛、肺水肿、脑水肿等。

1. 应对要点

（1）吞服农药引起中毒的，吞服量较大时，一般应立即催吐或洗胃，而不要先用药物治疗。如吞服农药量较少或难于催吐，可采用硫酸钠导泻。

（2）眼睛被溅入药液或撒进药粉的，应立即用大量清水冲洗。冲洗时把眼睑撑开，一般要冲洗15分钟以上。清洗后，用干净的布或毛巾遮住眼睛休息。

（3）吸入农药，身体感到不适时，应立即到空气新鲜、通风良好的安全场所，脱去被农药污染的衣物等，解开上衣纽扣，松开腰带，使呼吸畅通。同时，用清水漱口，用肥皂水洗手、洗脸，注意身体保暖。

第六章 突发事件时的应急救护

（4）农药沾染皮肤的，应脱去被农药污染的衣服，用清水及肥皂水（不要用热水）充分洗涤被污染的部位。洗涤后用洁净的布或毛巾擦干，穿上干净衣服并注意保暖。受敌百虫污染的，不能用肥皂水清洗，以免敌百虫遇碱后转化为毒性更高的敌敌畏。

（5）发生农药中毒时，应尽快让中毒者离开现场，并根据中毒者情况采取相应的急救措施，然后带上农药包装物或标签尽快就近送医院治疗。如果中毒者呼吸停止，应及时进行人工呼吸。对农药熏蒸剂中毒者只能给氧，禁止人工呼吸。

2. 预防要点

（1）施洒农药时，人要站在上风方向。

（2）若农药生产车间等人员聚集地方发生毒气中毒事故，救护者应戴好防毒面罩后再进入现场。

第三节 公共卫生事件的应急救护

公共卫生也称公众卫生，它涵盖疾病预防、健康促进等所有与公众健康有关的内容。高校校园内人员流动性较大，易发生食物中毒、传染病等突发公共卫生事件及不明原因疾病的暴发流行。

一、食物中毒

（一）食物中毒概述

食物中毒是指食用真菌、细菌、动物性、植物性或化学性污染食品或误食有毒、有害物质引起的急性或亚急性疾病。食物中毒常因一次性大量地摄入有害物质而导致，具有发病急促、病情严重、群发性较强等特点，主要表现为腹痛腹泻、恶心呕吐等症状，多发生在夏、秋季。严重者甚至会出现全身中毒的症状（图6-6）。

食物中毒

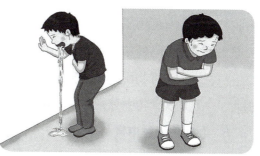

图6-6 食物中毒

（二）食物中毒的常见类型

1. 细菌性食物中毒

细菌性食物中毒具有易发性、普遍性等特征，对人类健康造成严重的威胁。葡萄球菌、沙门菌属等是细菌性食物中毒的首要致病因素，随着人们生活水平的不断提高以及生活方式的多样化，也出现了许多新的病原菌。细菌性食物中毒的特点是发病急，一般在进食有毒食物后 24 小时内即发病，由于潜伏时间短，所以呈暴发性。腐败变质食品含有大量细菌，极有可能含有致病菌，并且经常会产生大量的有毒物质。因此，吃腐败变质的食品，极易导致食物中毒。

2. 真菌性食物中毒

真菌在谷物或其他食品中生长繁殖并产生有毒的代谢产物，人和动物食入这种被真菌污染的食品发生的中毒，称为真菌性食物中毒。一般来说，急性真菌性食物中毒潜伏期短，易出现上腹不适、呕吐、腹胀、腹痛、厌食，偶有腹泻等（镰刀形真菌中毒表现较突出）症状。

3. 动物性食物中毒

食入动物性有毒食品引起的食物中毒即为动物性食物中毒。其主要包括：①将天然含有有毒成分的动物或动物的某一部分当作食品，误食引起中毒；②误食在一定条件下产生了大量有毒成分的动物性食品，如鲐鱼。近些年，我国发生的动物性食物中毒主要有河豚中毒和鱼胆中毒。

动物性食物中毒的发病呈暴发性，潜伏期较短，多在摄食后数分钟到数天内发作。其临床表现多为消化道症状，不具传染性。

4. 植物性食物中毒

植物性食物中毒是指因误食有毒植物或有毒的植物种子，或因烹调加工方法不当，没有把植物中的有毒物质去掉而引起的中毒，主要包括毒蘑菇中毒、四季豆中毒、桐油中毒、豆浆中毒、发芽马铃薯中毒等。

植物中的有毒物质种类繁多，毒性强弱差别较大，临床表现各异，救治方法也不同，因此，一旦发现食物中毒，应立即到正规医院诊治。

5. 化学性食物中毒

化学性食物中毒是指食入有毒化学物质或被化学物质污染的食物所引起的中毒，主要包括有机磷农药中毒、甲醇中毒、亚硝酸盐中毒、毒鼠强中毒、氨基甲酸酯类中毒、锌化物中毒等。化学性食物中毒的救治一定要及时，因此一旦发现症状就要立即就诊。

第六章 突发事件时的应急救护

（三）食物中毒的应对

（1）多做宣传，使群众认识到食物中毒的危害。做好《中华人民共和国食品卫生法》及食物中毒预防卫生知识的宣传教育工作，通过新闻媒介及其他形式，及时地进行宣传。

（2）抓薄弱环节，对食堂加强管理。重点加强学校食堂的食品卫生监督工作。深入食堂进行食品卫生的调查摸底工作，发现隐患，及时整改。

（3）加强卫生监督管理力度，降低食物中毒的发生概率。对食物经销单位，学校每年都要进行严格把控，坚持经常性检查与重点监督相结合的原则，加大管理力度。

> **小贴士**
>
> **预防要点**
> （1）食品在食用前进行高温杀菌是一种可靠的方法。其效果与温度高低、加热时间、细菌种类、污染量及被加工的食品性状等因素有关。
> （2）日常食品中或多或少会残留细菌，因此，我们应避免食品在室温条件下长时间放置，不马上食用时，要放在低温处保存，这是必须采取的基本措施。

二、传染病

（一）传染病概述

传染病是由病原体引起的，能在人与人、动物与动物以及人与动物之间相互传播疾病的总称。病原体在人群中传播造成传染病流行，对人民健康产生威胁，对国家经济建设及社会的稳定产生重大影响，这些都具有极大的危害性。近年来，传染病暴发在全球各地都时有发生，如新冠肺炎、传染性非典型性肺炎（SARS）、高致病性禽流感、甲型流感等。每种传染病都有其相应的病原体，包括病毒、立克茨体、细菌、真菌、螺旋体、原虫等。

（二）常见的传染病

1. 登革热

登革热是登革病毒引起，经蚊媒传播的急性传染病，严重者会出现登革出血热和登革休克综合征，病死率高。其主要症状表现为突起高热、头痛，全身肌肉、骨骼和关节痛，极度疲乏，出现皮疹，淋巴肿大及白细胞减少。潜伏期3～14天，但通常为4～8天。按世界卫生组织的分型标准，登革热分为典型登革热、登革出血热和登革热休克综合征三型。蚊虫叮咬不但可引起登革热，不同种类的蚊子所携带的不同病毒、细菌、真菌螺旋体、原虫还可传播多种疾病。

2. 霍乱

霍乱是因摄入的食物或水受到霍乱弧菌污染而引起的一种急性腹泻性传染病,其发病及传播快,属于法定甲类传染病。该病的症状为剧烈的腹泻、呕吐以及由此引起的脱水、肌肉痉挛,严重者导致循环衰竭和急性肾衰竭。

3. 流行性感冒

流行性感冒简称流感,是流行性感冒病毒引起的急性呼吸道传染病。潜伏期为1～3天,表现为突然起病的高热、头痛、肌肉痛和全身不适。上呼吸道卡他症状相对较轻或不明显,少数病例可有腹泻水样便。

4. 传染性非典型肺炎

传染性非典型肺炎,又称严重急性呼吸道综合征,是一种由变异冠状病毒引起的呼吸道传染病。其潜伏期一般为1～14天,平均5天。该病起病急,变化快,肺部体征不明显,从起病至第10天进展至疾病高峰,如无并发症则逐渐平稳好转。呼吸道症状早期不明显或无,在中后期出现干咳、少痰,个别患者有血痰,可有胸痛、咳嗽或深呼吸时加重。如果不及时治疗,会导致死亡。

5. 病毒性肝炎

病毒性肝炎是一种由多种肝炎病毒引起的以肝脏病变为主的传染病。患者会出现食欲减退、恶心、上腹部不适、肝区痛、乏力,部分患者还会出现黄疸、发热。

6. 艾滋病

艾滋病又称获得性免疫缺陷综合征,因感染艾滋病病毒(HIV病毒)引起。HIV是一种能攻击人体免疫系统的病毒。它把人体免疫系统中最重要的CD4T淋巴细胞作为主要攻击目标,大量破坏该细胞,使人体丧失免疫功能。一般初期的症状如同普通感冒、流感样,表现为低热、淋巴结肿大,可通过母婴、血液及性行为传播。

7. 结核病

结核病是由结核分枝杆菌引起的慢性传染病,可侵及人体许多脏器,以肺部结核感染最为常见。其症状为低热、盗汗、乏力、食欲缺乏、消瘦、女性月经失调等;呼吸道症状有咳嗽、咳痰、咯血、胸痛,以及不同程度的胸闷或呼吸困难。

8. 狂犬病

狂犬病又名恐水症,是狂犬病毒所致的以侵犯中枢神经系统为主的急性人畜共患传染病。狂犬病通常由病畜咬伤传给人。其特征主要表现为特有的恐水、怕风、恐惧不安、咽肌痉挛、进行性瘫痪等。狂犬病的病死率几乎为百分之百。

9. 鼠疫

鼠疫是一种烈性传染病，俗称1号病。其症状表现为突发高热，伴有颜面潮红，结膜充血，恶心呕吐，头及四肢疼痛，皮肤、黏膜出血，继而可出现意识模糊，言语不清，步态蹒跚，呼吸衰竭和血压下降等。

10. 流行性出血性结膜炎（红眼病）

红眼病是一种急性传染性眼炎，主要症状是眼部充血肿胀，有异物感，眼部分泌物增多。患了红眼病应及时就诊，使用抗病毒的滴眼液滴眼治疗，并告知他人注意预防。

11. 流行性出血热

流行性出血热是由汉坦病毒引起的自然疫源性疾病，主要传染源为鼠类。其早期症状是发热，"三痛"（头痛、腰痛、眼眶痛），"三红"（颜面、颈、上胸部潮红），皮肤、黏膜出血及肾脏损害等。

12. 甲型H1N1流感

甲型H1N1流感（简称甲流）为急性呼吸道传染病，主要通过空气传播，发病快，传染性强。人感染甲流后的早期症状与普通流感相似，包括发热（腋温大于等于37.5℃）、流涕、鼻塞、咳嗽、咽痛、乏力、头痛、肌肉痛等，有些还会出现腹泻、呕吐、咽部充血和扁桃体肿大，可发生肺炎等并发症。少数患者病情发展迅速，出现呼吸衰竭。妊娠期妇女、肥胖人群、儿童、老年人和原有基础疾病的人群易发展为重症病例。

目前，甲型H1N1流感的传播主要有三种途径：

第一种是直接和患有猪流感的猪接触或者和病猪所制的产品接触。

第二种是通过呼吸道的飞沫传播。有关资料显示，甲型H1N1流感病毒的传播范围是1.8米，因此看到别人打喷嚏，最好离远一点。同样，自己打喷嚏时最好用纸捂住口鼻，然后及时把手洗干净。

第三种是直接或者间接接触污染物。

13. 禽流感

禽流感是禽类流行性感冒的简称，是一种人禽共患的急性传染病。根据其致病性不同，禽流感可分为高致病性、低致病性和非致病性三大类。高致病性禽流感发病率和病死率都非常高。

高致病性禽流感的早期症状与其他流感非常相似，主要表现为发热、流涕、鼻塞、咳嗽、咽痛、头痛、全身不适。部分患者可有恶心、腹泻、腹痛、稀水样便等消化道症状。

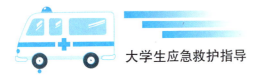

患者体温多在39℃以上。一旦引起病毒性肺炎，可致多器官功能衰竭，病死率高。

14. 病毒感染性腹泻

病毒感染性腹泻也称病毒性胃肠炎，是由肠道内病毒感染引发的，以腹泻、呕吐为主要临床特征的急性肠道传染病，并且常常引起胃肠炎。

（三）传染病的预防

因为传染病的传播途径各不相同，所以预防策略也各有不同。

（1）保持良好的个人及环境卫生。打喷嚏或咳嗽时应用手帕或纸巾掩住口鼻，避免飞沫污染他人；勤洗手，保持室内空气新鲜；均衡饮食，适量运动，充足休息，避免过度疲劳。

（2）保持良好的饮食卫生。学校食堂应严格贯彻执行《中华人民共和国食品卫生法》。

（3）少去人多的地方；避免交叉感染。

（4）注意环境卫生，开窗通风。

（5）按照国家规定和医生建议，按时接种传染病疫苗。

三、用药安全

如今药品市场上各式各样的药品、保健品、医疗器械琳琅满目，用药安全与广大群众的生活息息相关。那么如何正确认识安全用药呢？药品是用于治疗疾病的一种物质，要做到安全用药，首先必须在医师或药师的指导下使用，并详细阅读药品使用说明书，注意药品的用量、服用时间、成年人或小孩需要如何服用，同时还需要注意用药禁忌和不良反应的提示，以及药品的有效期和储藏条件。

（一）假药和劣药的辨别

1. 有下列情形之一的药品按假药处理

（1）国务院卫生行政部门规定禁止使用的。

（2）未取得国家批准文号生产的。

（3）变质不能药用的。

（4）被污染不能药用的。

2. 有下列情形之一的药品为劣药

（1）药品成分的含量与国家药品标准或者省、自治区、直辖市药品标准规定不符的。

（2）超过有效期的。

（3）其他不符合药品标准规定的。

（二）用药安全

用药安全主要包括药品的购买、储存、调剂、医生处方、医嘱、药物使用以及使用后观察等各个环节，涉及药师、医师、护士等多个职种以及患者本人，需要通过各方面共同努力，确保用药安全。

（三）预防要点

（1）应仔细阅读药品使用说明书中的日期、慎用、忌用、禁用和剂量、次数以及不良反应等内容。在进行各项药物治疗时，必须严格按照规定操作进行。

（2）注意用药量。若在医院开药，必须按医师的指示服药，不得随便改动。若自购药品使用，一般可按说明书用药，但要在允许剂量范围内，根据年龄和体质状况适当掌握剂量。对不熟悉或未曾用过的药品最好先从小剂量开始，边用边观察，根据情况可做适当调整。

（3）使用药物期间，应密切观察病情发展，发现异常情况，及时处置。

（4）服药要用温白开水。如果用茶水送服，可能会使酸碱中和，失去药效。果汁中含有酸性物质，可使许多药物提前分解或使糖衣提前溶化，不利于胃肠吸收。

（5）用药不宜喝酒。酒有强烈的刺激性，药中的成分能和酒精发生反应，使药效降低或产生某些对人体有害的物质。

（6）注意服药时间。餐前服药是指在饭前30～60分钟服药。餐中服的药主要是二甲双胍、阿卡波糖、酵母片等降糖药。餐后服药是指在饭后15～30分钟后服药。对胃有刺激性的药物，如阿司匹林、水杨酸钠等需在饭后服用。睡前服药是指在睡觉前30分钟左右服药，像催眠药、缓泻药、驱虫药、抗过敏药等适合睡前服用。

（7）服用抗生素应忌酒。对于服用抗生素类药物的患者来说，少量饮酒或饮用含酒精性饮料，都有可能出现头痛、呕吐、心悸、呼吸困难等症状，严重者甚至可能出现呼吸抑制、心肌梗死、休克、急性心力衰竭等状况。

（8）区别慎用、忌用和禁用。慎用，指的是用药时应小心谨慎，使用药物后，应注意观察。若出现不良反应，应立即停药，心、肝、肾功能低下者，尤应注意。忌用，就是指避免使用或最好不用。如有些患者在服用某些药物后，可能引起明显的副作用。若非用不可，则须同时应用能对抗或减弱其副作用的药，以将不安全因素减到最低。家庭用药时，凡是忌用药品最好都不用。禁用，就是绝对禁止使用。对禁用药品，可以说无任何选择余地。因为患者一旦服用，就会出现严重的不良反应或中毒。

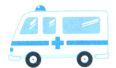

（9）认真阅读特异体质与特殊人群用药须知，并不折不扣地执行用药规定。

（10）仔细识别药品的有效期限。（1）直接标明有效期为某年某月某日，如标明有效期为2022年10月，即指该药可用到2022年10月31日。（2）直接标明失效期为某年某年某日，如标明失效期为2022年9月30日，即表示此药可用到2022年9月29日。（3）只标明有效期的年份，此种表示方法需根据药品批号计算。如标明有效期3年，批号为20190514，即从批号的下个月1日算起，即该药可用到2022年5月31日。

第四节　核生化伤害的应急救护

一、核伤害的特点与防护

（一）核（原子）伤害的因素及其致伤特点

1. 光辐射烧伤

光辐射的直接作用可造成暴露部位的烧伤（光辐射烧伤）；吸入炽热的气流与烟尘可导致呼吸道烧伤；通过其他物体燃烧可造成间接烧伤（火焰烧伤）；强光能引起闪光盲，如直视火球造成眼底烧伤。

2. 冲击波爆震伤

冲击波的超压能造成空腔脏器和听觉器官的爆震伤；动压能将人体抛掷和撞击，造成实质脏器、四肢、脊柱等机械性损伤；吹起的沙石、碎玻璃片等投射以及引起的建筑物倒塌，可造成各种间接损伤。

3. 核辐射射线伤

核辐射是核武器所特有的杀伤因素，对人类的危害最大。早期核辐射可引起全身射线伤（急性放射病）。

4. 放射性沾染

放射性沾染可从三个方面对人造成危害：丙种射线对全身造成体外照射；皮肤受到落下灰尘沾染后，严重时可发生局部皮肤乙种射线烧伤；食入、吸入或经伤口吸收进入体内，造成体内照射。

5. 复合伤

上述两种及以上伤害因素共同作用时，能造成大量的复合伤。

（二）核伤害的防护

核伤害是可防的，而且用一些简单的防护措施就可获得满意的防护效果。

1. 防护动作

发现核爆炸的闪光时，应立即俯卧，脚朝爆炸方向，脸朝下，双眼紧闭，两手交叉放在胸前，额部枕在臂肘处，尽量不让皮肤裸露。这些措施能大大减轻损伤的严重程度。

2. 使用防护器材

应及时使用个人防护器材，如防护面具、防护斗篷、防毒套靴和手套等。如果没有防护器材，可用毛巾、手帕、衣服（最好用湿的）等掩盖口鼻，迅速转入掩蔽工事等。

3. 沾染区的防护措施

在沾染区或到沾染区执行任务时，应切实做好防护措施。

（1）必须穿戴个人防护装备。

（2）不在沾染区饮水、进食或吸烟，避免扬起灰尘。

（3）尽可能缩短在沾染区停留的时间，离开沾染区后，应立即洗消。

（三）放射复合伤的急救

（1）迅速组织抢救。有人受到核伤害后，应立即组织抢救。抢救队的数量及组织形式，可根据伤员人数、抢救范围、时间及地形条件等确定。

（2）迅速将伤病员从放射沾染区救出。

（3）洗消皮肤暴露部位的沾染。

（4）用水洗鼻孔及漱口，并戴上防护面罩。

（5）催吐，并用力把痰咳出。

（四）核伤害防护注意事项

（1）发现核爆炸的闪光时，应立即在最短时间内利用就近的地形、地物，如掩体、战壕、沟渠、坑道、低洼地势等，采取正确的防护动作进行隐藏。

（2）救护人员要做好自我防护，正确使用防护器材。没有专业防护器材时，要因地制宜。

（3）不在污染区内喝水、进食、吸烟。

（4）有沾染后，要立即、彻底洗消。

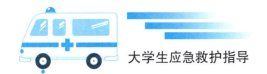

二、生物武器伤害的特点与防护

生物武器也叫细菌武器，包括致病微生物及其产生的毒素。施放装置有气溶胶发生器、喷洒箱、各种生物炸弹以及装载生物战剂的容器等，由飞机、火炮、舰艇施放。生物武器可通过人的呼吸进入呼吸道造成感染致病，如鼠疫、野兔热（土拉菌病）等。一般情况下，经口或经皮肤感染的毒素或虫媒病毒，如内毒毒素、黄热病病毒等也可经呼吸道感染。

（一）生物武器危害特点

（1）有致病或致死作用，有传染性，可造成流行，有的可造成持久危害。

（2）污染范围广，在气象、地形适宜的条件下施放生物战剂溶胶，可造成较大范围的污染。

（3）有潜伏期，生物战剂进入人体后要经过一定的潜伏期才能造成伤害。若在此潜伏期内采取有效措施，可免除或减轻其危害。

（二）生物武器损伤的诊断

生物武器损伤的快速诊断非常重要，它对治疗、预后有直接影响。生物武器引起的传染病的早期诊断，主要是掌握临床症状，并对已经出现的症状做出准确的解释。此外，还要有针对性地进行微生物学诊断，重点是检出病菌或抗原，或用特殊培养法培养病原体，并由此得出肯定的结论。

（三）生物武器伤害救护

（1）对传染病患者的隔离，按通用的原则进行。留治和后送都要做相应的规定。

（2）发热的患者和由生物战剂引起的传染病患者，必须卧床休息。

（3）尽可能每天洗澡，以避免皮肤感染。

（4）发热时，给予镇静剂或退热剂加小剂量的镇静剂。

（5）饮食要易消化富含营养，要多饮水。

（四）生物武器妨害防护的注意事项

呼吸道防护最为重要。应戴防毒面具、口罩或简便的防疫口罩、毛巾口罩等。同时也要在颈部、领口系上围巾或毛巾。扎紧袖口和裤脚管，戴好手套。

三、化学毒剂伤害的特点与救护

化学毒剂伤害一般是指有毒有害化学品对人体的伤害。应用于化学毒剂的有毒有害化学品，具有易生产、成本低、使用方便、时间可控、有效期长、难于监测等特点，它可以造成严重后果。化学毒剂已成为国际安全的现实威胁。反化学毒剂伤害的整体防御可分预警、防范、检测、防护、除沾染、应急救护与后送、院内进一步救治、康复等方面。

医务人员、救援人员和民众，如事先了解和掌握化学中毒的特点和应对措施，可对防范化学毒剂伤害起到积极作用。

（一）化学毒剂伤害的特点

1. 突发性

化学毒剂作用迅速，危及范围大，它的发生往往是突发和难以预料的。

2. 群体性

在较短的时间内可导致多人同时中毒，死亡率可达50%左右。

3. 隐匿性

不能立即确定病因，难以监测，事态不容易控制。中毒发生时，经常会被误诊。

4. 快速性和高度致命性

除一氧化碳在极高浓度下可在数分钟内致人死亡外，氰化物气体、硫化氢、氮气、二氧化碳在较高浓度下均可在数秒钟内使人发生"电击样"死亡。

（二）化学毒剂伤害的防护及救护

1. 化学毒剂伤害的防护

（1）专业防护用品有防毒面具、皮肤防护器材、隔绝式防毒衣、防毒围裙等。简易防护器材有防护眼镜、雨衣、塑料布、帆布、油布、毯子、棉大衣等。

（2）利用防护工事防护或室内隐蔽。

（3）眼睛防护：戴上游泳镜、太阳镜等保护眼睛免受刺激。

（4）呼吸道防护：戴口罩或用毛巾、纱布等捂住口鼻。

（5）皮肤防护：用专用或简易的防护用品。

（6）消化道防护：不在现场喝水、吃东西及吸烟。

2. 化学毒剂伤害的救护

（1）"一戴"：即救护人员应首先做好自身防护。立即佩戴好输氧、送风式防毒面具或简易防毒口罩，系好安全带或绳索，方可进入高浓度毒剂区域施救。防毒口罩对毒气滤过有限，使用者不宜在毒源处停留时间过久，必要时可轮流或重复进入。毒剂区外人员应严密观察、监护，并拉好安全带（或绳索）的另一端，发现情况应立即令其撤出或将其牵拉出。

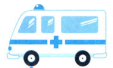

（2）"二隔"：阻断伤病员继续吸入毒气。救护人员携带送风式防毒面具或防毒口罩，尽快戴在中毒者口鼻上。紧急情况下可用便携式供氧装置，给其吸氧。如毒气来自进气阀门，应立即关闭。迅速通风或使用鼓风机向中毒者方向送风，也有明显效果。

（3）"三救出"：即抢救人员在"一戴、二隔"的基础上，争分夺秒地将伤员移离出毒剂区，将其转移至上风向，不易受有毒有害气体、液体影响的安全区。

（4）对染毒伤员进行洗消。污染衣物要妥善处理。

（5）护送伤员。

 知识链接

危险化学品事故

1. 危险化学品

危险化学品是指天然气、液化石油气、管道煤气、油漆稀释剂、汽油、苯、甲醇、氯乙烯、液氯（氯气）、液氨（氨、氨水）、二氧化硫、一氧化碳、氟化氢、过氧化物、氰化物、黄磷、三氧化磷、强酸、强碱、农药杀虫剂等。

2. 应对要点

（1）救治。保持呼吸道畅通，有条件的可给予支气管解痉剂进行雾化治疗；对呼吸、心跳停止者立即施行人工呼吸和胸外心脏按压，有条件的可肌内注射呼吸兴奋药等，同时给氧。患者自主呼吸、心跳恢复后方可送医院。

（2）呼吸防护。在确认发生毒气泄漏或袭击后，应马上用手帕、餐巾纸、衣物等随手可及的物品捂住口鼻。如有水或饮料，可把手帕、衣物等浸湿。最好能及时戴上防毒面具、防毒口罩。

（3）皮肤防护。尽可能戴上手套，穿上雨衣、雨鞋等，或用床单、衣物遮住裸露的皮肤。如已备有防化服等防护装备，要及时穿戴。

（4）眼睛防护。熟悉各种防护设备、用具的使用方法，尽可能戴上各种防毒眼镜、防护镜或游泳用的护目镜等。

（5）撤离。判断毒源与风向，沿上风或侧上风路线，朝着远离毒源的方向迅速撤离现场或就地躲避在建筑物内。

（6）冲洗。到达安全地点后，要及时脱去被污染的衣服，用流动的水冲洗身体，特别是曾经裸露的部分。眼内被污染者，用清水至少持续冲洗10分钟。

第六章 突发事件时的应急救护

（7）救治。迅速拨打 120 急救电话，将中毒人员及早送医院救治。在等待救援时应保持冷静，尽量让中毒人员保持呼吸。

（8）食品检测。污染区及周边地区的食品和水源不可随便食用，必须经检测无害后方可食用。

思考练习

1. 食物中毒的常见类型有哪些？食物中毒如何应对？
2. 地震发生时，如何有效的应对地震灾害？

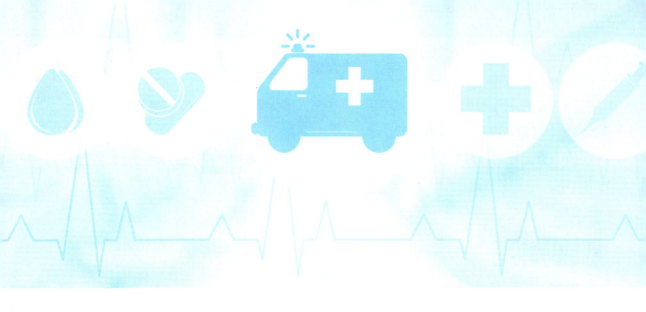

第七章　社会安全防护

章节导读

随着社会的发展和进步，越来越多的在校大学生在课余时间投身社会实践，他们或从事家教、网络兼职，或进行各种形式的户外活动，有效地提高了自己的综合素质。但是，由于他们社会经验不足，缺乏安全防范意识，有时会上当受骗，有些甚至危及生命安全。

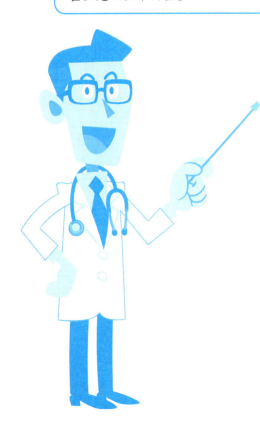

学习目标

熟悉计算机病毒的防护措施。

了解公共场所安全防护。

掌握网络与信息安全防护。

掌握经济安全事件及实习与户外安全防护。

第七章 社会安全防护

第一节　信息安全防护

信息作为一种资源，它的普遍性、共享性、增值性、可处理性和多效用性等特点，决定了其非凡的价值与意义。随着计算机应用的普及，对网络信息的识别和个人信息安全的防护切不可忽视。

一、网络与信息安全的应对

案例

小张酷爱网上"冲浪"，好奇心极强，喜欢点击各种网站，下载各类影视作品，在多个社区进行了注册。近日，他发现自己的QQ号被盗，盗者以小张的名义，向小张所有的好友发送了一条信息："我遇到了一些麻烦，请您急汇5000元钱到卡上，账号为……"，已有好友把钱汇出了……

（一）网络与信息安全概述

随着信息技术的飞速发展，互联网已经深入人们的政治、经济、文化和社会生活中。网络和信息技术的发展丰富了我们的生活场景，变革了我们的生活方式，但也带来了一些危害和隐患。在这种背景下，网络与信息安全就显得尤为重要，不仅直接影响个人生活，还关乎商业经营与国家稳定。通常我们所说的网络与信息安全，是指计算机在正常运行下，其软硬件均不受外来因素干扰，运行数据保密，不能被剽窃或泄露。要保证个人及国家信息安全就要加强网络与信息安全防护工作。

目前对网络安全的威胁主要有网页被篡改、网站数据安全被破坏、网站源代码安全被破坏、黑客攻击和病毒入侵等。其中，黑客攻击是网络信息安全的一大威胁。一般来说，黑客攻击又分为主动和被动两种类型。凡是对信息数据进行有目的的破坏和攻击，导致数据出现损失的，都可以看作主动型的黑客攻击。而被动型的黑客入侵主要是进行数据信息的破解和拦截，不会对计算机网络运行产生影响。上述两种类型的黑客入侵都会损

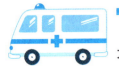

坏计算机网络信息数据，导致计算机网络运行不稳定。同时，黑客入侵会对计算机网络相关数据的连贯性产生影响，导致计算机网络系统瘫痪，给相关的个人、机构和社会造成严重损失。

（二）维护网络与信息安全要点

案例

某男生事先躲藏在女卫生间里，偷窥女生隐私，被当场抓获。后经讯问得知，该男生经常浏览色情网站，不良信息的不断刺激，导致其不良行为的产生。

在维护网络信息安全的过程中，重点要保障用户的信息安全，这就需要相关的管理人员提升管理水平，其中首要的是要完善安全管理制度。近年来，我国陆续出台了相关的法律法规，逐步构建了完善的信息安全管理制度体系。

1. 加强敏感数据的安全防护工作

不少网络安全事件提醒我们，应当提高警惕，重视大数据背景下的网络信息安全。随着大数据时代的来临，网络信息安全已经上升到国家层次。在大数据的应用中，敏感数据的安全防护是信息安全管理的重要工作，应加强运行环境、网络、计算机资源、存储资源等各个环节的安全保护，采取有效的安全防护手段，加强隐私保护和计算机安全防护。

2. 完善网络病毒防御系统

计算机病毒给计算机网络信息安全带来很大的威胁，它影响计算机系统，导致计算机程序运行不稳定。因此，应当加强计算机的病毒防御能力，建立完善的病毒防御体系，有效地减少计算机病毒对计算机产生的危害。计算机用户应当加强计算机检查，定期开展病毒查杀，及时地查杀木马和病毒，做好漏洞修复。要安装正版软件，同时完善病毒攻击的预警机制。如果出现病毒攻击，要及时做出预警，最大限度地保障计算机信息安全。

3. 加强信息安全管理，做好病毒清理和黑客防范工作

在大数据时代下，计算机网络安全工作的开展，应当注重安全管理工作的有效开展。在实际管理工作中，应加强技术方面的管理，为计算机信息安全管理提供技术保障，并开展定期的维护工作，加强系统的检测，以保证其安全。同时，完善相关的管理制度，保证计算机能够安全有序运行，降低计算机问题发生的可能性。

病毒和黑客攻击是威胁计算机网络信息安全的重大隐患，因此，应当借助防火墙技术

第七章　社会安全防护

防御恶意攻击，并使用相应的杀毒软件清除系统中的安全隐患。计算机使用的过程中，应定期进行系统测试，及时下载补丁，及时修复计算机网络中的漏洞，以降低被病毒和黑客攻击的可能性。有一些安全隐患存在于更新软件中，因此，不要随意地更新系统软件，应当优化计算机网络管理系统，完善计算机网络认证通道，保障计算机信息网络安全。

4. 帮助用户提升自我安全防护意识

例如，对个人用户而言，在网络使用时，应当设置复杂的安全系数大的密码，提高密码破译难度，不给不法分子以可乘之机，以保证自身的信息安全。同时，在公共场所不要随意连接WiFi，这样能够有效地降低信息泄露的概率。用户应该在家庭路由器中设置相应的密码，加强访问权限设置。信息安全管理人员应当提升自身的安全管理意识，加强安全保护措施，以保证计算机网络安全运行。

二、计算机病毒的防范

案例

2021年，某县政府网站受到黑客攻击。经警方调查发现，一位黑客早些年到县政府的网站里"溜达"了一圈后，随手放置了一个后门程序。

不久，县政府网站存在的漏洞被另一黑客发现，便利用之前黑客放置的后门程序，"黑"了县政府的网站。

根据《治安管理处罚法》第29条规定，违反国家规定，侵入计算机信息系统，造成危害的，处5日以下拘留；情节较重的，处5日以上10日以下拘留。

对于计算机病毒，平时采取良好的预防措施比中毒后绞尽脑汁去寻找杀灭的办法要好，一旦感染了病毒，清除起来就会非常复杂。当电脑被盗、被抢、被黑，或者因为不可抗拒力被他人获得时，如何才能保证自己电脑信息的损失最小、秘密信息不被他人获得呢？常见防范手段如下。

1. 安装杀毒软件

最好每周对电脑进行一次全面杀毒、扫描，必要时可进行多次，以发现和清除隐藏在系统中的病毒。电脑用户不慎染上病毒，应及时将杀毒软件升级到最新版本，清除一切可以查杀的病毒（图7-2）。

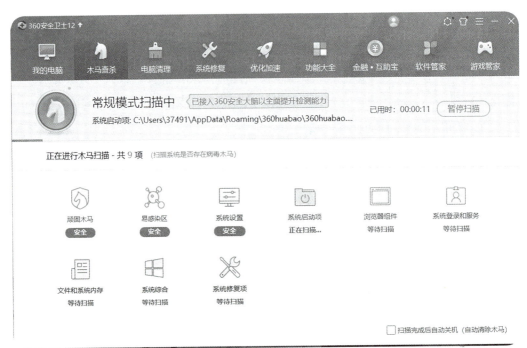

图 7-2 运行杀毒软件

2. 安装个人防火墙

尽量安装个人防火墙以抵御黑客的袭击。

3. 设置密码

密码要分类设置，同时密码要设置得尽可能复杂。

（1）在不同的场合要尽可能使用不同的密码，以免因一个密码泄露而使所有资料外泄。如网上银行、上网账户、E-Mail、聊天室以及一些网站的会员等密码，应有差异。

（2）重要的密码一定要单独设置，且不要与其他密码相同。

（3）不要图方便在登录的时候选择"保存密码"选项。

（4）使用电子邮箱时，在设置账户属性时尽量不要使用"记忆密码"的功能。

4. 慎重使用网络资源

不下载来路不明的软件及程序，不打开来历不明的邮件及附件。可安装一个实时监控病毒的软件，随时监控网上传递的信息。

5. 定期备份重要数据

"道高一尺，魔高一丈"，重要的数据一定要备份。遭到致命的攻击后，操作系统和应用软件可以重装，但重要的数据可能永久丢失，只能靠日常备份。

第七章 社会安全防护

6．采用加密软件进行加密

加密软件可将你的计算机磁盘区或部分磁盘区域进行加密，只有当软件用户使用自己的账号和密码登录后才能被解密使用。

 知识链接

网络攻击的防范

广大网民最怕遇到的事情恐怕就是黑客的攻击，被攻击的后果轻则使你的网站崩溃、数据丢失，重则造成重大机密泄露。常见的网络攻击形式及防护措施如下。

1．在存在 Cookie 的情况下窃取电脑

一些网站通过 Cookie 登录进行身份验证，因此用户名和密码保存在 Cookie 中。当黑客从计算机窃取 Cookie 时，可以使用 Cookie 登录到访问的网站。

2．攻击服务器

这可能是最简单的攻击方式，通过大量请求访问服务器，导致服务器崩溃或某些应用程序服务无法使用。

3．脚本攻击网站

攻击者可以在网站代码中发布具有令人反感的代码信息，当用户访问网站时，使恶意代码可以写入，浏览用户当前的电脑信息并获得很多权限，然后读取大量用户本地存在的信息和数据。

4．恶意修改 HOSTS 攻击

在电脑系统磁盘 C：Windows System 32 DriversEtc 下面，有一个文件主机，攻击者可以修改用户的主机，让用户访问另一个恶意网站，但用户可能不知道任何关于主机的信息，于是在不知不觉中访问了非法网站，导致信息泄露。

三、网络信息传播安全的保障

保障网络信息传播安全要做好网络信息的控制和定位工作。任何一种网络信息的传播都必须加以控制。网络信息传播自由化，指的是相对的自由，它是在特定范围、特定时间和特定地点的自由。为了有效地减少网络信息传播过程中出现的信息安全问题，避免给经济和社会带来不利影响，必须加强信息的定位和控制。

（一）提高公众对网络信息传播的认识

提高网络信息安全意识是指网络信息传播主体不断自我约束，避免滥用网络信息传播自由造成的各种危害的主观行为。从实践层面来说，在日常工作和生活中，要提高对信息泄露的警觉性和信息攻击的防御性。

（二）建立健全网络信息传播安全的法律保障体系

网络信息传播作为一种虚拟的客观实践，也需要法律的规范和保障。鉴于法律保护对互联网信息传播的重要性，我国需要从政治、经济、军事等安全需求出发，制定和进一步完善适合我国网络特点的网络信息安全法律法规，提高我国信息安全的法律保护水平。

（三）做好相关对外工作的控制

在网络信息安全的控制与管理中，除了加强对传播者的控制和法律法规的保护外，还有许多工作要做。对网络媒体内部和网络媒体外部的控制，应从三个方面入手：首先，做好源头控制，通过构建科学的信息传递系统来实现源头控制。其次，当面对重大事件时，各种大众传媒在消除隐患的过程中有着非常重要的作用。这是因为大众传媒在危机前后和危机过程中都能起到一定的作用。最后，在与媒体良性互动的过程中，电力部门应加强信息安全保护，通过多种传播方法，最大限度地获得公众的支持与理解，正确引导舆论的发展。

四、网络诈骗的防范

网络诈骗的预防

案例一

小王同学手机收到一条短信，内容是："尊敬的商户您好！由于购物平台网络系统升级，请您及时点击以下网址认证账号信息，www.meituanrenzheng.com 以免影响正常接单！回复T退订。"随后小王点开了短信内容中的网址，进入该网站之后按照提示输入账号和密码，一步步操作之后，银行卡内余额被洗劫一空。稍后，小王同学发现被骗赶紧拨打110报警……

案例二

某大学生小王接到自称社保局的工作人员电话，称小王的医保卡使用异常已经被锁卡，如有疑问请按9转人工服务，因涉及切身利益，小王半信半疑地按下了数字键9，一分钟后，对方回复称小王的医保卡"因使用异常被锁卡"，并要求小王提供姓名、身份证号、医保卡账户等信息，所幸小王警惕性较高，要求对方提供其具体办公地址，诈骗方察觉挂断了电话。

信息共享并不是完全性的自由和全部信息的共享，而是一定程度的合理的共享。合理的共享是最基本的问题和要求，对信息的使用不能绝对利益化，应该有道德约束和规范。在这个庞大的信息空间中，人们与网络世界建立了一种全新的互动关系，但网络社会还没有建立起适当的道德规范，传统的道德规范对网络空间又缺乏有效的约束，因此，网络社会迫切需要建立一个公正秩序体系。相关的信息产业和企业要尽职尽责，加强行业自律，加大对信息的保护。信息产业在信息采集、传递、使用中发挥着重要作用，企业应该发挥自身的主体作用，在获取利益的同时注重保护个人信息安全，在信息贩卖产业链的源头上解决问题。个人也要做好个人信息的保护工作，网络环境的虚拟性和自由性要求我们提高信息保护的意识，预防网络诈骗。

在网络社会中，个体的存在是符号化的，我们应该具备网络社会的网络化思维，提高对网络诈骗的认识，在保护个人信息的同时加强对他人信息的保护工作，不以他人信息获取非法利益。大数据时代，数据的数量和价值并不是完全成正比关系，数量多并不代表所拥有的价值高。在信息共享社会把握好大量信息与政府、企业以及个人之间的关系尤为重要，应切断信息买卖的灰色产业链，对相关的信息产业加强监督和规范管理，让有价值的信息通过合法的途径得到更大化的利用，在满足人们对于专业信息的需求的同时，建立起保护信息的体系，建立一种信息资源共享机制，充分发挥信息的实用性，预防和减少网络诈骗。

> **小贴士**
>
> **增强网络道德意识，遵守网络文明公约：**要善于网上学习，不浏览不良信息；要诚实友好地交流，不辱骂欺诈他人；要增强自我保护意识，不随意约会网友；要维护网络安全，不破坏网络秩序；要有益身心健康，不沉溺于虚拟时空。
>
> **做网络文明的营造者和传播者。**洞悉网络文明的内涵，分清网上善恶美丑，理性对待网络生活，摒弃低俗、盗版、剽窃，崇尚科学，追求真知，语言文明，倡导新风，营造道德、健康、文明的网络环境。
>
> **做网络安全的捍卫者。**摒弃造谣诽谤、弄虚作假行为，了解网络安全的价值与意义，增强防患意识，合法、合理地使用网络资源，努力消除安全隐患，促进网络有序、健康地发展。

第二节 公共场所安全防护

公共场所是指人群经常聚集、供公众使用或服务于人民大众的活动场所，是人们生活中不可缺少的组成部分，是反应一个国家、民族物质条件和精神文明的窗口。公共场所人口相对集中，相互接触频繁，流动性大，不安全因素多，身处其中，安全防护不容忽视。

一、盗窃的应对与预防

目前，盗窃案件的发生率居高不下，在高校内更是如此。一方面，这是因为大学生缺乏安全防范意识，财物保管不当，另一方面，是因为个别大学生对自己要求不严，人生观和价值观发生偏差扭曲，法律意识淡薄，逐步走上了犯罪道路。

盗窃是指以非法占有为目的、秘密窃取公私财物的行为，是常见的一种犯罪行为，其危害不言而喻。盗窃是高校治安案件中的防范重点，也是社会普遍关注的治安热点，在高校发生的各类刑事治安案件中，盗窃案件占 80% 以上。

高校盗窃案件主要有三类：

一是学生公寓盗窃。这种盗窃的发案地大多在学生宿舍，不法分子利用门未锁而进入寝室实施盗窃，在室内有人的情况下，不法分子一般会以找人或推销商品等为借口来掩盖自己的真实目的，如果是熟人还会以找同学为由，稍做攀谈后再离开。

二是顺手牵羊盗窃。这种盗窃多发生在教室、图书馆、自习室、食堂、运动场等公共场所。不法分子利用物品主人不在或在睡觉的机会，实施盗窃。除了一些惯偷之外，还有一些人是临时起贪心，所以往往还带有随机性。

三是利用钥匙入室作案。不法分子主要利用事先配好的钥匙开门入室盗窃。

四是利用信用卡进行盗窃。这类不法分子大多是利用同学或朋友的特殊关系得到被害人的信用卡及其密码，然后伺机盗窃。

案例

张明在体育馆打篮球，把脱下的衣服随意挂在篮球架子上，打完球，发现口袋里的手机不见了；琳琳在餐厅就餐时，用书包占座位，自己跑去打饭菜，回来时书包不见了，包

第七章 社会安全防护

内有学生证、身份证、手机……

（一）应对要点

（1）发现门锁被撬，抽屉、箱子、柜子被翻动或被破坏，千万不要急于查看是否被偷了什么东西而破坏现场，应立即向公安、保卫部门报案，同时报告有关领导和教师。

（2）保护好现场，不可让闲来人进入，更不能翻动室内物品。在门口或窗口设岗，防止同学围观。盗窃分子可能留下痕迹的门、锁头、窗户、门框等也不能触碰，以免破坏痕迹，给公安机关勘查现场、认定证据和犯罪嫌疑人带来不必要的麻烦。

（3）如发现身份证、存折等被盗或可能已经被盗，要立即将姓名、号码等通知办证单位给予挂失，防止盗窃分子将钱取走。

（4）如遇陌生人进屋，一定要盘问几句，不要被其以找人或走错门等借口搪塞蒙混过关，要有必要的警惕性。

（5）如撞见盗窃分子正在作案，要根据情况及时有效地告诉他人，在盗窃分子尚未被惊动时依靠大家的力量抓住盗窃分子，如果盗窃分子已被惊动，应该大声呼叫抓小偷，让同学或路人一起来帮忙。

（6）如盗贼已离开或冲出房间，千万要保持清醒的头脑，急而不乱，充分发挥集体力量分别对出口、阳台、卫生间、楼梯等处进行认真清查。

（7）盗窃分子做贼心虚，如撞见盗贼正在作案，应尽快拿起可以自卫的工具，如棍子、凳子、砖头、扫帚等堵住盗贼逃跑的路，并大声呵斥，对其形成威慑的同时也可招来同学或路人的援助。

（8）在没有人来救助时，要做到随机应变，注意安全，和盗贼保持一定的距离，谨防其狗急跳墙，实施行凶行为。此时，作为学生应以能控制其逃窜为目的，不可死拼，万不得已可让其逃离，但紧跟其后，同时大喊抓贼，只要不让盗贼脱离视线，在众多师生和群众面前还是有机会抓获的。

（9）如遇两人以上盗窃分子作案，除采取上述的方法外，还可在他们分头逃窜时集中力量抓获其中一个，但必须注意另一个可能会趁人不备返回行凶伤人，必须高度注意防范。

（10）在无法抓获盗窃分子的情况下，应记住其体貌特征，包括年龄、身高、体态、相貌、口音、动作习惯、衣着以及身上的刺青、佩戴的饰品样式等，并向公安保卫部门提供破案线索。

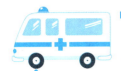

（11）盗贼被抓获后应立即通知公安保卫部门，由他们来带人，必要时也可就近直接前往，但要注意抓获之后不能疏忽大意，以防其趁机逃走或突然伤人，对其采取的强制控制措施和程度也应适当，不可辱骂更不能殴打或变相体罚。

（二）预防要点

（1）注意保管好个人财物。现在微信、支付宝等支付软件非常普遍，大额现金最好是存到银行卡里，尽量不带数额较大的现金出门，身上只留一些零用钱即可。

（2）尽量不带贵重物品到学校，贵重物品在不用时最好锁在抽屉、柜子里，防止被盗。假期离校时应将贵重物品随身携带或托可靠的人保管，不要留在寝室里。

（3）不要随便留宿不知底细的人。大学生应文明礼貌、热情好客，但对于不了解、不知道底细的人，不能讲义气、感情用事。不能违反学校学生公寓管理规定，随便留宿不了解的人，否则有可能会引狼入室。

（4）对形迹可疑的人应提高警惕。作案人员到高校行窃时，会找各种借口进入，比如推销商品或者找人。遇到这类可疑人员时，要多留一个心眼，主动上前询问，必要时可以请其出示身份证明，交与宿舍管理员进行登记。

 知识链接

《中华人民共和国刑法》第二百六十四条：盗窃公私财物，数额较大或者多次盗窃的，处三年以下有期徒刑、拘役或者管制，并处或者单处罚金；数额巨大或者有其他严重情节的，处三年以上十年以下有期徒刑，并处罚金；数额特别巨大或者有其他特别严重情节的，处十年以上有期徒刑或者无期徒刑，并处罚金或者没收财产；有下列情形之一的，处无期徒刑或者死刑，并处没收财产：

（一）盗窃金融机构，数额特别巨大的；

（二）盗窃珍贵文物，情节严重的。

《中华人民共和国刑法》第二百六十九条：犯盗窃、诈骗、抢夺罪，为窝藏赃物、抗拒抓捕或者毁灭罪证当场使用暴力或者以暴力相威胁的，依照本法第二百六十三条的规定定罪处罚。

《中华人民共和国刑法》第二百八十七条【利用计算机实施犯罪的提示性规定】：利用计算机实施金融诈骗、盗窃、贪污、挪用公款、窃取国家秘密或者其他犯罪的，依照本法有关规定定罪处罚。

第七章 社会安全防护

二、抢劫、抢夺的应对与预防

抢劫是指以非法占有为目的，以暴力胁迫或其他方法施行将公物财产或私人财产据为己有的一种犯罪行为。抢夺是指以非法占有为目的、乘人不备公然夺取他人财物的行为。大学生涉世不深，缺乏社会经验，遇险被抢劫后大多不敢反抗，往往成为犯罪分子选择的对作案象。

案例

某年5月6日21时30分，在山东某学院读书的小曾等2名大学生下晚自习后从教室出来。在该学院西侧南北路的一偏僻处，被3名年轻男子持刀威胁，强行抢去两部手机和300余元现金。抢劫后，3名男子又将抢劫的魔爪伸向了道路深处……

被抢后，惊慌失措的小曾及时报告了学院保卫部门，保卫部门立即向派出所报了警。接警后，派出所副所长立即带领民警赶到现场。通过周密部署、围追堵截，将刚刚实施完抢劫、准备逃离现场的抢劫犯罪嫌疑人巩某、时某当场抓获。

（一）校园抢劫、抢夺案件的特点

1. 发生时间较规律

校园内抢劫、抢夺案件发生的时间一般为师生员工休息时或校园内行人稀少时。因为在行人稀少时，学生往往孤立无援，而犯罪分子却人多势众，易于得手；学校开学时，学生一般带有一定数量的现金，特别是新生入学时，有的新生及家长携带现金数额较大，容易成为犯罪分子的目标。

2. 地点选择较隐蔽

抢劫案件多数发生在校园内较为偏僻、阴暗、人少的地带，一般为树林中、池塘边、小山坡上、远离宿舍区的教学实验楼附近或无路灯的人行道、正在兴建的建筑物内等。因为犯罪分子在这些地方容易隐藏，不易被人发现，得手后也容易逃脱。

3. 抢劫目标较明确

犯罪分子抢劫的主要对象是携带贵重物品、单身散步、外出活动或上晚自习晚归无伴或少伴、在偏僻地带谈恋爱的大学生等。

4. 实施手段多样化

犯罪分子通常会抓住部分学生胆小怕事的心理，对被侵害对象进行暴力威胁或言语恐

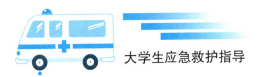

吓，实施胁迫型抢劫；或利用部分学生的单纯幼稚，设计诱骗学生上当，实施诱骗型抢劫；或采用殴打、捆绑等行为实施暴力型抢劫；或利用学生热情好客等特点，冒充老乡或朋友，骗得学生的信任，继而寻找机会用药物将学生麻醉，实施麻醉型抢劫等。

（二）应对要点

1. 沉着应对不慌乱

在遭遇持械抢劫、抢夺时，首先要保持镇定，不要过于惊慌，可以将少量的钱物交出，尽量减少损失，尤其要避免人身受到侵害。

2. 记住特征不畏惧

一旦遭遇抢劫、抢夺，要注意观察作案人，尽量准确地记下其特征，如身高、年龄、发型、体态、衣着、胡须、特殊疤痕、语言及行为等，还要看清其逃跑方向，便于为公安机关侦破案件提供线索。

3. 伺机撤离不犹豫

俗话说，"三十六计走为上"，在遇到抢劫、抢夺时，应迅速权衡双方力量，感到无法抗衡时，可看准时机向有灯光或人员集中的地方快速奔跑，犯罪分子由于心虚，一般不会穷追不舍，如此可有效避免抢劫、抢夺案件的发生。

4. 大声呼救不胆怯

犯罪分子有其胆大妄为和凶悍的一面，更有其心虚的一面，只要把握时机，及时呼叫，一些抢劫案便可以得到有效的制止。

预防抢劫、抢夺要从思想上引起高度的重视，严格遵守学校制定的有关规定，并自觉落实到具体的行动中，不给犯罪分子可乘之机。

（三）预防要点

1. 要遵守校纪校规

为确保学生的安全，高校都有相应的纪律规定，如不得擅自在外租房，按时就寝不得晚归等。要严格遵守学校的各项规章制度，不给犯罪分子可乘之机。

2. 出门结伴不单行

不要单独在偏远、阴暗的林间小路或小山路上行走，不到行人稀少、位置偏僻、阴暗的地方，独自出行要避开无人之地。晚上尽量不要独自外出，要注意与同学结伴而行。尽量避免深夜滞留在外不归，尤其是正在谈恋爱的同学，不要在光线不好的僻静处行走和逗留，即使是光线好的地方，如四周无人，也不要逗留，以免发生危险。

3. 贵重物品不随身带

单独外出时不要携带贵重物品或过多的现金,不轻易外露或向人炫耀随身携带的贵重物品。现金是犯罪分子抢劫的最主要目标,大量携带现金被发现后易被抢劫,同学们务必引起高度警惕,一定要将多余现金及时存入银行,平时只带少量的零花钱。

三、校园滋扰的应对

(一)警惕校园滋扰

校园滋扰主要指对校园秩序的侵扰,对大学生的挑衅、扰乱和伤害。校园内易发生滋扰的地点包括:环境阴暗偏僻、行人稀少的校园边角地带、小树林等处;礼堂、网吧等公共娱乐活动场所;运动场、溜冰场等体育运动场所;食堂、集体宿舍、公共教室、图书馆等生活与学习场所。

大学生作为校园的主人,在遭遇滋扰时,要积极应对,捍卫自己的身心安全和校园安宁。

(1)要有安全防患意识,提高自身修为,不因小事而惹是非。

(2)冷静、沉着,注意策略,避免纠缠,不轻易动手,防止事态扩大。

(3)及时呼救求援或报警,要充分依靠组织与集体的力量,以确保身心安全。

(4)在危及自身与学校的安全时,要大胆、果断地进行防卫与反击,但要掌握分寸。

(5)注意掌握证据,运用法律武器。

(6)如果出现伤情,要及时、合理地进行急救处理。

(二)遇上骚乱的应对策略

当遇上骚乱时,要注意防护策略:

1. 避免参与骚乱

保持清醒头脑,不要感情用事卷入闹事者行列,以防被闹事分子利用。

2. 迅速远离闹事区域

不要凑热闹或硬往事发中心挤,以防卷入激昂的人流而出现难以抗阻的意外。

3. 占据有利位置

暂无法离开骚乱区域时,要占据有利位置,站在人群中是最危险的。

4. 迅速沟通结盟

可迅速、大声地与周围人沟通,尽量将手臂挽在一起,以增强抵御力。

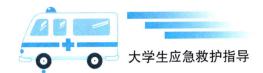

5. 听从指挥调度

要配合指挥人员的调度，以缓解拥挤。

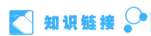

正当防卫

1. 正当防卫的概念

正当防卫是指为了使国家、公共利益、本人或者他人的人身、财产和其他权利免受正在进行的不法侵害，而对实施不法侵害的人所采取的必要的防卫行为（刑法第二十条规定）。

2. 正当防卫的特点

正当防卫是法律赋予公民的同违法犯罪行为做斗争的一种重要的法律武器，它具有如下两个特点：

（1）防卫行为是同违法犯罪行为做斗争的正义、合法行为，有益于社会。

（2）防卫行为是被迫的，主观上无危害社会的意图，旨在维护国家、公共利益、本人或者他人的合法权益。

（三）正当防卫的条件

正当防卫的成立必须具备以下五个条件：

（1）必须是为了保卫国家利益、公共利益、本人或者他人的人身、财产和其他合法权利，才能实行正当防卫。

（2）必须是针对不法侵害的行为才能实施正当防卫。

（3）必须是针对正在进行的不法侵害行为才能实施正当防卫。

（4）必须是针对实施不法侵害行为的人实施正当防卫。

（5）防卫不能明显超过必要限度造成重大损害。

第三节 经济安全事件

一、涉传销事件

传销是指组织者或者经营者发展人员，以其直接或者间接发展的人员数量或者业绩为依据计算和给付报酬,或者要求被发展人员以交纳一定费用为条件取得加入资格,引诱、胁迫参加者继续发展他人参加,骗取财物等方式牟取非法经济利益,扰乱经济秩序,影响社会稳定的违法行为。

(一)应对要点

(1)如果被骗入了传销组织,千万要保持头脑清醒,不能让传销组织洗脑。

(2)暂时不要做无谓的反抗,传销组织会有人24小时监视你,出来肯定是不行的,强行抵抗的话,会遭到殴打,甚至有生命危险,所以要假装融入这个"大家庭",让监视你的人放松警惕且信任你之后,再找机会逃离。

(3)时刻观察周围的环境,掌握传销组织的日常活动规律,记住地址,等待机会报警,熟悉逃跑的路线,或者摸清传销组织的一些其他规律。

(4)不要轻易地骗自己的亲人和朋友,不要祸及他人,否则会越陷越深。

(5)尽量保管好手机、身份证、银行卡等物品,不要落入传销组织手中。

(二)预防要点

(1)不要相信天上掉馅饼,也不要相信一本万利的生意。

(2)不能感情用事,传销的一般模式是找熟人、朋友、亲人、恋人参加,不要因朋友感情害了自己,害了他人。

(3)不能轻信,仔细思考判断,正规的公司都有资质和信用体系。

(4)要保持健康心态,树立正确的人生观、价值观和择业观。戒除急功近利心理,立足个人实际,诚信做人,诚实劳动,勤劳致富,自觉抵御传销歪理邪说的诱惑,树立防骗意识。对亲朋好友和同学游说"外地有份高薪工作"应保持高度警觉,以免上当受骗。

(5)要理性消费,尽量不要在网络借款平台借款和分期购物平台购物,并保护好自己的个人身份信息,切勿将自己的身份信息借给他人借款或购物,同时提高自我保护意识,当有危险或被不法分子威胁时,要学会用正当手段或者法律武器保护自己。

(6)要认真学习国务院《禁止传销条例》等有关法律法规和国家的方针政策,增强对传销本质、形式和欺骗性、危害性、违法性的认识和了解,不断提高识别能力,增强防范意识,防止因不学法、不懂法而误入传销陷阱。

(7)学校应积极营造抵制传销、打击传销的校园舆论氛围,坚决打击传销进校园(图7-3)。

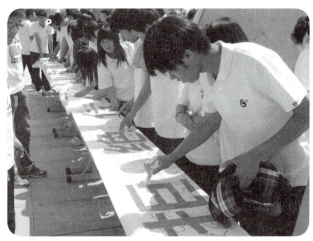

图 7-3　校园打击传销活动现场

二、涉赌事件

赌博是一种丑恶的社会现象,是指以金钱或者金钱以外有经济价值的物品做台面的抵押,通过各种形式的输赢较量后而使得上述抵押物品在报注人之间有所更易或转移的一种行为。换言之,赌博就是利用赌具以钱物作赌注,以占有他人钱物为目的的违法犯罪行为。赌博成瘾,特别是心理成瘾,是赌徒堕落的重要原因。赌博的心理成瘾是指参赌者对赌博活动产生向往和追求的愿望,并产生反复从事赌博活动的强烈渴求心理和强迫性赌博行为。这种对赌博活动的渴求,既是一种强烈的内心活动,也是一种慢性病态,它强烈地驱使参赌者反复从事赌博活动,并对赌博产生强烈的渴求感。

(一)应对要点

(1)很多赌博成瘾、陷入赌博深渊的人都是从带点"小刺激"开始的,时间久了,就会上瘾,要防微杜渐,分清娱乐和赌博的界限。

(2)杜绝赌博中的赢一场就收手的侥幸心态,很多人就是因为这种侥幸心理而深陷赌博泥潭之中无法自拔。

(3)不能因顾及朋友、同学的情面或者盛情难却就参与赌博,要提高警惕,找理由拒绝。要远离有赌博倾向和嗜好的同学、朋友和亲属。

(二)预防要点

(1)从思想上认识到赌博的违法性,严格要求自己,养成遵纪守法的优良习惯。

(2)认识到赌博的严重危害性,培养有益身心健康的兴趣爱好,多参加积极健康的业余活动。

（3）青少年接受新兴事物快，经常接触网络，容易慢慢陷入网络游戏赌博。网络游戏赌博带有刺激性、新鲜性，青少年自制力差，远离父母监管，容易上瘾。要有远离网络游戏、杜绝网络赌博的强烈的思想意识，培养自己对赌博的免疫能力。

 知识链接

《中华人民共和国刑法》第三百零三条：以营利为目的，聚众赌博或者以赌博为业的，处三年以下有期徒刑、拘役或者管制，并处罚金。开设赌场的，处三年以下有期徒刑、拘役或者管制，并处罚金；情节严重的，处三年以上十年以下有期徒刑，并处罚金。

《中华人民共和国治安管理处罚法》第七十条：以营利为目的，为赌博提供条件的，或者参与赌博赌资较大的，处五日以下拘留或者五百元以下罚款；情节严重的，处十日以上十五日以下拘留，并处五百元以上三千元以下罚款。

三、大学生打工助学被骗

大学生在暑假期间走入社会，进行勤工助学，不仅可以增加收入，减轻父母负担，而且能将课本知识与社会实践相结合，锻炼能力，培养吃苦耐劳的精神，为毕业后融入社会打下基础。但大学生们缺乏社会经验，容易上当受骗。

案例

小葛是某高校学生，暑期与几位同学报名到一家教育辅导机构兼职，被派往某县负责辅导班招生和教学。一个月课程结束后，辅导机构的负责人却"失踪"了，承诺的工资也迟迟无法兑现。小葛说，此次暑假勤工俭学，他自己共损失了1万元。

（一）应对要点

1. 提防黑中介骗取中介费

中介费本来是合理的收费，利用信息挣钱也是合法的，但一些非法黑中介只收钱，不介绍工作，或者找单位当"托"，欺骗求职者。更有甚者，他们打一枪换一个地方，等别人交了钱后连人都找不到了。

2. 拒交各种押金、保证金

一些用人单位会要求大学生支付押金，承诺交了押金后就可以上班，但之后又以人员已满等各种借口要求大学生等消息，而且拒绝返还押金，最后就没有音讯了。有的单位收取保证金，称以此"保证"学生按要求上班，并答应在打工结束后归还，可是到了结算工资的时候，保证金却不见踪影了。

3. 不要轻信到外地上岗

对非法中介或私招滥雇者为外地企业或总公司某某外地分公司、分厂的高薪招聘，不论其待遇多好，求职者千万要保持清醒的头脑和高度的警惕，不要轻信他人的口头许诺。

4. 签订书面协议要慎重

有些单位以种种借口拒绝与学生签订书面"协议书"，使他们打工结束后，因没有书面协议，无处可讨劳务费。有的单位在协议里为自己规定的权利很多，而给大学生的权利很少，这样的协议要谨慎对待，要求其权责明确。

5. 去娱乐场所打工要小心

一般来说，这类行业大都以高薪来吸引求职者，工种有代客泊车、导游、陪练等。青年学生到这种场所打工往往容易上当受骗。

6. 干家教谨防骗色

一些不法分子以高薪聘请家教、秘书等名义把目光瞄上涉世不深、找工作心切的大学生。一不小心落入陷阱后，青年学生轻则失身，重则危及生命。要增强分辨能力和防范意识、法律意识，不要贪小便宜，外出时要结伴，坐车要记车牌号；要经常与家人、朋友、同学保持联系，准确告知家教或工作地点。

7. 拒交培训费

有的骗子在面试学生后，通常会要求他们参加公司的上岗培训，并交纳高额培训费。有的虽然会进行一些培训，发放培训资料、光盘等，但这些资料与考试内容无任何关系，有的甚至根本不培训。正规企业的岗前培训都是免费或者带薪的，劳动合同法也对企业培训、培训费及服务期有所规定。

8. 警惕兼职翻译、兼职抄写陷阱

①兼职翻译。网上经常会有找兼职翻译的，拿出一段文章给应聘者翻译，但当学生把翻译好的文字发过去后便如断线风筝般没消息了。工作前试翻译当然也是应该的，但事实上有些不诚信的公司根本没有招人的打算，只是为了骗取免费的劳力，它们将一篇东西分成多段来给应聘者做，待一段段翻完了再拼凑在一起，以节省人工和费用。

第七章　社会安全防护

②兼职抄写。请先看看这份兼职抄写员的合同条款：抄写一份材料可得1元，每天需抄50份，不得请人代抄。字迹不工整，有错别字、涂改等，均无效。其实，这份合同暗藏了3个陷阱：每抄完一份材料大约需要15分钟，这意味着学生每天至少要工作13个小时才能完成50份的任务。此外，公司给出的样本材料本身就有许多错别字，即使学生依葫芦画瓢仍会出错。字迹工整与否是由经理主观认定的，这无疑给用人单位留下了把柄。当学生察觉受骗决定退出时，却要按照合同交纳保证金和违约金。

（二）预防要点

（1）学生在应聘前要研究清楚应聘岗位的工作内容和性质，不要被高薪所迷惑。大学生打工首先应看该职介中心是否有《职业介绍许可证》和工商部门颁发的营业执照。正规中介机构除具有中介许可证之外，一般会将营业执照悬挂在大厅等较显著位置。

（2）任何招聘单位以任何名义向求职者收取抵押金、保证金等行为，都是非法行为。求职者遇到此类情况要坚持拒交并举报，以确保自己的合法权益不受侵害，而且坚决不要抵押任何证件。

（3）大学生打工一定要与用人单位签订权责明确的书面协议书。

四、非法校园贷的应对与预防

校园贷是指在校学生向各类借贷平台借钱的行为。它并不都是非法的，但是许多不良网络借贷平台利用学生群体普遍单纯的特点，采取虚假宣传的方式，利用降低贷款门槛、隐瞒实际资费标准等手段，诱导学生进行贷款消费，在学生无法偿还的情况下，进行暴力催收或引诱其进行色情交易等其他非法行为，侵犯了学生的合法权益，造成了不良的社会影响。

（一）应对要点

高校学生要增强自我保护意识，妥善应对借贷纠纷。如果不慎借了非正规校园贷，一定要立即告知学校和家长，尽早协商解决，千万不要陷入"以贷还贷"的恶性循环，避免问题进一步恶化。如果借款已经较多，应当联系学校、家长和放贷机构，共同协商解决；如果负债金额、利息确实过高或者难以协商，建议进行民事诉讼，寻求司法援助。此外，如果遭遇非正规校园贷机构的威胁、恐吓，应当及时报警，寻求警方的帮助。

（二）预防要点

（1）大学生要树立正确的价值观、消费观，切忌盲目追求高消费，更不能为了一时的消费欲望陷入非法校园贷的陷阱，给自己和家人带来沉重的负担。

（2）积极学习金融知识，提升金融理财实践能力和风险识别能力，增强风险防范意识。

（3）当资金出现困难时，首先应向家人、朋友寻求帮助，同时可以告知学校，或申请政策性助学贷款和贫困生生活补助等。如果确实遇到临时的资金困难，可通过正规渠道向银行业金融机构申请贷款。

（4）从校园贷平台借款，一定要了解清楚相关细节，并签署正规合同。如果一定要通过校园贷平台借款，需要注意三点：其一，选择有资质、合规的平台；其二，详细了解利率、还款期限、逾期后果等细节，避免陷入高利贷陷阱；其三，评估并制订合理的还款计划。

第四节　防范性侵害

性侵害概述

我们的社会虽然真、善、美占绝对主流，但绝不是说丑恶现象已经消失了。防范性侵害，尤其是女生，要时刻给予关注和重视。

一、性侵害概述

（一）性侵害概述

性侵害是一系列违背受害人意愿的性接触、性骚扰、性暴力，并给受害人身心带来不良后果的行为总称。其中，性骚扰有许多形式，情节轻微的如对异性评头论足，使用带性色彩的不礼貌语言，有挑逗倾向；情节比较严重的包括淫秽语言，挑逗动作，猥亵调戏行为等；情节严重的可发展为流氓行为，如诱奸、强奸等犯罪活动。性骚扰的受害者绝大多数是年轻女性、少女和幼女。

案例

夏天的一个晚上，男青年袁某携带匕首潜入某校女生宿舍进行盗窃活动。推门进入某寝室后，见一女生躺在床上看书，顿生邪念，欲行奸污。该女生毫不示弱，先是斥责、呼救，然后奋力反抗，与袁某进行搏斗，袁见无法下手，狼狈逃窜，后被公安部门缉拿归案后，以盗窃、强奸（未遂）罪被判处有期徒刑12年。

第七章 社会安全防护

（二）性侵害的形式

性侵害的主要形式有滋扰、诱惑、社交、胁迫及暴力等。

（1）滋扰式性侵害：有意挤碰女性、接触女性身体敏感部位以及挑逗、调戏等变态行为。

（2）诱惑式性侵害，指以钱财、享乐等为诱惑手段的性侵害。

（3）社交式性侵害，指遭受同学、同乡、朋友、同事、老师等社交生活的熟人实施的性侵害。

（4）胁迫式性侵害，指利用自身的权势、地位、职务、受害人的过错及隐私进行威胁、逼迫而进行的性侵害。

（5）暴力式性侵害，是指歹徒使用暴力、野蛮手段，如用凶器威胁、劫持女生，或以暴力威胁、恐吓对女生实施强奸、轮奸或调戏、猥亵等。

夏天的夜晚是女大学生易遭受性侵害的时间；公共场所和僻静处是女大学生易遭受性侵害的地方。

二、性侵害的防范与应对

性侵害是严重的校园安全问题，它带来的不仅是身体权益一时一刻的侵害，而且是对接受害者长期的身心折磨，且只有极少数人会选择通过法律手段或报告校方来惩治加害者，真正得到重视并使实施性侵犯者受到法律制裁的很少，因此，作为大学生，应从事前、事中、事后三个层面来了解如何预防并阻止性侵害行为的发生。

（一）事前要树立安全防范意识，时刻保持警惕性

我国学者王大伟提出了警惕公式

$$V（警惕性）=1/T（信任程度）\times F（熟悉程度）$$

由此公式可见，警惕性与信任程度、熟悉程度成反比，即信任程度越高，熟悉程度越高，警惕性越低。因此，大学生在生活中应掌握以下防护方法。

（1）在思想上，要克服麻痹大意的心态，做好必要的防范。俗话说，害人之心不可有，防人之心不可无。不论是在教室、图书馆还是宿舍都要提高警惕，不要轻信他人，要保护好个人隐私，不要随意把隐私（如私照）发给他人。

（2）在意识上，要树立正确的价值观。要克服爱慕虚荣的心理，树立正确的消费观，不盲目攀比，也不铺张浪费。要不断充实自己、提高自己，形成正确的价值观念。

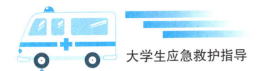

（3）在行为上，要做到交友谨慎，不要轻易相信他人。第一，网上交友要谨慎，不可被网友的花言巧语所迷惑。要养成良好的生活习惯，净化自己的朋友圈，远离三观不正的朋友，特别是对自己有所企图的异性朋友。第二，如果需要和男性共进晚餐或者其他活动，应挑选与其对面的单独座位，避免双人座位，以免将自己困在里面。相处期间，如果对方言语或行为轻浮，则可以假装打电话、发短信，借机离开，一旦觉得情况不对，可以借去洗手间偷偷溜走。不要顾虑面子问题，要知道安全第一。第三，不和陌生人过多交往。绝大多数的"好人"对你"好"都是有目的性的，不要被对方的外表所蒙骗。警惕陌生人或者是不熟悉人的食物、饮料、香烟等，这些东西很可能掺有药品，一旦被下药，后果不堪设想。同时，也要注意在公共场合，如酒吧、KTV 等地，如果中途离开再回来，就不要再食用桌上的任何食物或饮料，以防被下药。

（4）在场所选择上，尽量避开容易发生性侵害的高危场所。根据生活方式暴露理论，被害人的生活方式，暴露在易被害情境的频次在一定程度上决定了其被害的程度。因此，要避免单独和多个或者单个男性多次出入酒吧包厢、KTV 包厢、电影院等特定场所，这些场所人员的流动性及其身份的复杂性使得其具有较高的性骚扰风险。

（5）在出行方式选择上，不要在晚上单独出门，晚上打车回校时，不要单独经过小巷或者无人的街道，女生尽量不要单独让男性护送。女生如果独自搭乘交通工具，应注意如果没有同伴随行，尽量避免深夜出门和去偏僻的地方。因为那些地方人少，一旦遇到危险，几乎没有求救的可能。尽量让司机走能见度好、行人多、车辆多的道路。如果对路线不熟悉，一定要自己开导航，要对自己所处的位置和路线做到心中有数。上车前记住车的型号和牌照，记不住就拍下来，上车后发送给家人或好友。上车后尽量避免和司机过多攀谈，更不要发生口角。尽量不要坐副驾驶座，最好坐后排的左边。司机如果有歹意，袭击这个位置最不方便。上车后打开三分之一的车窗，发现异样可向外呼叫。同时也可避免迷药事件。要随时注意行车路线，不要一直玩手机或是睡觉。最好打开导航，发现异样及时提出，防止意外发生。不要和陌生人拼车，以免碰到不法分子或者被司机与不法分子合伙下套。如果发现情况不对，要及时报警。

（6）在言行和穿着上，要注重言行举止、着装得体。所谓言行举止得体，就是与人相处要文明友善，尊重他人，不要轻易因为言语过失而激怒他人。同时，在与异性相处过程中行为不要过于亲昵，态度不要过于暧昧。所谓着装得体是指在生活上讲究细微之处，衣着简单大方，特别不能在公共场所穿过于暴露的服装。

第七章 社会安全防护

（二）事中要沉着冷静，寻找时机，巧妙应对犯罪

在被侵害时，一定要保持冷静，仔细观察周边环境，尽快探询犯罪人的犯罪动机。要审时度势，记住犯罪人的特征，忌大喊大叫激怒犯罪人。

（三）事后要勇于发声，维护自身权利

一部分遭受性侵害的女被害人，顾虑声誉、熟人关系等因素，会选择忍气吞声、息事宁人。这无形之中助长了犯罪人的犯罪气焰，可能使自己再次受害。作为受害者，要有打破沉默的勇气，这份勇气才是对那些潜在的性侵者最大的威慑。面对可能的处罚，没有人不会感到胆战心惊。

（四）要尽量保留原始证据

虽然性侵对受害者造成极大的屈辱感和仇恨感，在遭受性侵后，受害者也可能处于完全失控的非常状态，但受害人仍需要冷静下来，认清现实，用法律的手段惩治侵害者。

（1）及时大胆报案。一是警方在固定、提取证据上具有专业性，而且现场痕迹、伤痕、体液、指纹、酒精检验等均容易随着时间的推移而消失，一旦错过收集证据的关键时间，警方也爱莫能助。二是及时大胆报案可增强警方对自己陈述的采纳程度。

（2）速去医院自行验伤、拍照，保留好相关的病例记录，留下未来可能需要的证据。

（3）其他证据的留存。如涉及性骚扰，要保留好手机中的短信记录、微信等的聊天记录或是录音、录像等证据。

（五）受害者要接受心理矫治，重新构建健康心理

再坚强的人，在严重性侵害事件发生后的一周内，也很容易情绪崩溃，陷入忧郁不安和自我毁灭的漩涡，甚至当别人无意中触碰到身体的时候，也会立刻陷入惊恐。有些受到侵害的人甚至会觉得自己的一生都被毁掉了，这是创伤后应激障碍（PTSD）的典型症状之一。猥亵或是性骚扰的行为也会让受害者长期处于亚健康心理状态，他们性情大变，心理压力巨大，变得自卑，整天魂不守舍，极度自责。如果这些心理问题得不到及时干预和治疗，就可能出现严重的后果。所以，受害人应主动寻求心理咨询，学会调节情绪，多与家长、老师、同学交流沟通，排解心中的困扰，学会面对现实，抛开思想负担。一方面，要积极参加各种社会活动，始终保持阳光心态，逐步走出被害的阴霾。另一方面，要学会总结教训，避免再次受害。

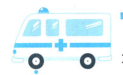

> **小贴士**
>
> 巧妙应对醉汉的骚扰
>
> 醉酒的人理智不清，醉后的行为和情绪变化莫测，若一不小心发生正面冲突，可能会酿成灾祸，所以要巧妙应对。
>
> ◆不要理会和招惹喝醉酒的人，尽可能避开，最好远远躲着走。
>
> ◆若无法避开，要保持镇定，可估测他的性格和情绪，与其周旋，伺机脱身。
>
> ◆若无法避开，而醉酒者想攀谈，只需回答"再见"或"晚安"，然后快速走开。
>
> ◆不要惊慌失措，以免醉酒者放肆起来。若醉酒者闹事，尝试用强硬的语气呵斥，醉酒者大都是欺软怕硬。若无效，则应大声呼救，吸引旁人的注意，请求帮助。
>
> ◆必要时可一边放声大叫，一边挥动背包、竹棒之类的东西，进行自卫，以阻止醉酒者靠近。也可报警，求助警察。

第五节 认识恐怖袭击

自 20 世纪 90 年代以来，恐怖袭击有在全球范围内时有发生。

一、恐怖活动

案例

小杰是某外国语大学的学生，暑假在国外某地考察与体验时，刚好遇上该地遭遇恐怖袭击，家人、朋友和同学都为他捏了一把汗。没过多久，风尘仆仆的小杰安全回国。在欢迎小杰归来的聚会上，小杰激动地说："在国外，尤其是遭遇突发事件时，一定要服从我国大使馆人员的指挥和领导，密切保持同他们的联系，无论发生什么事，都可在他们的帮助下逢凶化吉，转危为安。如果失去了联系或不听从其建议与安排，危险就会接踵而来。"

第七章 社会安全防护

（一）恐怖活动的相关概念

恐怖活动，是指以制造社会恐慌、胁迫国家机关或者国际组织为目的，采取暴力、破坏、恐吓或者其他手段，造成或者意图造成人员伤亡、重大财产损失、公共设施损坏、社会秩序混乱等严重社会危害的行为。煽动、资助或者以其他方式协助实施上述活动的，也属于恐怖活动。

（1）恐怖组织，是指为实施恐怖活动而组成的犯罪集团。

（2）恐怖分子，是指组织、策划、实施恐怖活动的人和恐怖组织的成员。

（3）恐怖事件，是指与恐怖活动相关的事件，又称恐怖袭击。

（二）恐怖活动的目的与目标

1. 恐怖活动的目的

恐怖活动一般有三种目的：

（1）制造社会恐慌；

（2）胁迫国家机关或国际组织；

（3）危害公共安全；

2. 恐怖活动的目标

恐怖分子的袭击目标通常有：

（1）公共场所。繁华地区、旅游胜地、酒店、大型购物中心、政府或者军队人员经常出入的地方等，常成为恐怖分子选择的目标。

（2）具有标志性或意义重大的建筑物。政府建筑，军事建筑，重要基础设施（如电站、核设施、化工厂、水厂等），代表理念、象征、教育、宗教价值的地方等，易被选为袭击目标。因为这些目标有重要的社会职能、利益和价值。

（3）飞机。飞机会遭到两种恐怖袭击：劫机和爆炸。往返于不同国家的航班，由于不同国家机场安全标准的差异，使恐怖分子登上或接近飞机有颗可乘之机。

（4）公共运输工具。以汽车等公共运输工具为袭击目标，可使公众产生急剧恐慌心理。

（5）个人。一般市民很少成为恐怖袭击的目标，易成为袭击对象的通常有：官员（有重要作用的或易接近的）、大公司领导、记者及专家等。

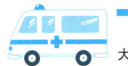

二、恐怖袭击

恐怖分子常用的袭击方式有四种：骗局、爆炸、枪击及挟持人质。

（一）骗局

骗局以炸弹恶作剧居多。花费小、风险低，且易造成混乱。打一个电话，可闹得满城风雨，造成商业和交通的大范围混乱和人们普遍的恐慌。

（二）爆炸

爆炸是较为常见的恐怖袭击方式。爆炸不但可以在公共场所制造恐慌，还可以导致伤亡。炸弹形式众多，如背包炸弹、信件炸弹、汽车炸弹、远程遥控炸弹以及人体炸弹等，防不胜防。

1. 爆炸袭击/事故应对要点

（1）发生燃烧爆炸袭击事故时，首先看到的是火光闪光。应立即就地俯卧，脚朝爆炸方向。

（2）尽量躲进较为坚固的防护屏障，脸朝下，双眼紧闭，双手交叉放在胸前，额头枕在臂肘处，不裸露皮肤。

（3）在可能的情况下，应选择时机迅速离开现场，即使伤害较重，也应全力挣扎，尽快离开危险区域。

2. 应急救护原则

①迅速将伤员从危险区抢救到安全区。

②快速对伤员进行检伤分类。

③对呼吸心跳停止的伤员实施心肺复苏，对各种创伤的伤员，初步处理后尽早转送医院。

（三）枪击

枪伤是恐怖事件中最为严重的，很多人在中枪的第一时间已经死亡。但是如果不是要害而位置被击中，可以通过一些急救措施，争取治疗时间，挽救生命。穿入伤的伤口通常较小且整齐。伤口周围的烧痕表示是闭合性创伤。如果存在出口，伤口通常较大，组织破坏和出血也多。应先处理子弹射出的伤口，尤其在胸部，并寻求急救处理。

（四）挟持人质

记者、商人、海外工作的官方人员等最容易受到挟持。

第七章 社会安全防护

恐怖分子挟持人质的一般目的是：将人质作为其政治等目的的谈判筹码；获得赎金；从人质那里获取信息。如果被挟持为人质，要注意应对方法：

（1）避免挑衅。受到挑衅，恐怖分子会变得激动而更倾向于使用暴力，特别是被挟持的最初几分钟。人质被挟持的时间越长，生存的概率越大。

（2）暂时听从命令。若无法立即逃跑，要暂时听从恐怖分子的命令。

（3）避免引起注意。避免与恐怖分子有眼神接触或劝说、争吵。避免与其他人质交谈而被发现，尽量使自己不显眼，如隐藏身份象征、财物及脱下显眼衣服等。

（4）恐怖分子跟你说话，你只要做出简短、理智的回答即可，防止争论。不要批评其行为，而要尝试或表现出理解他们的观点，要注意文化与价值观等的差异，不要表现出想打探消息的样子。

（5）保持沉着、冷静，不示弱。应表现得坚强和有尊严，哭泣、恳求等示弱表现不会引起同情，反而会引起挟持者的鄙视。

（6）有机会上厕所就一定要去，接受食品或者其他供应。只有在有迹象表明恐怖分子想要杀死所有的人质时，使用武力自救才是恰当的。

（7）警察或者军队采取营救行动时，对人质来说是最危险的时刻之一。保持冷静和平静，在解救人质的突袭过程中，最好平躺在地板上；如果是在飞机上，则蜷起身体躲在椅子后面。不要突然移动或者做出鲁莽的行为。

（8）要绝对服从营救人员的指挥。

思考练习

1. 如何防范个人计算机信息安全？
2. 女生走夜路时应当注意什么？
3. 当遭遇恐怖袭击时，你会采取哪些措施？

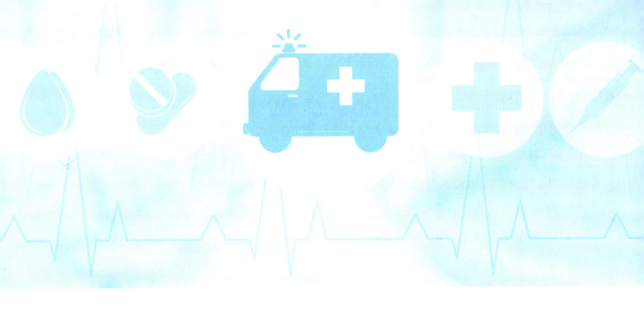

第八章 心理急救

章节导读

世界上最宝贵的是人的生命，而最脆弱的是人的心理。在人的一生之中，总会遭遇灾难、伤害、亲人亡故、急症等突发事件，受到各种危机的冲击和侵袭，这些事件所造成的死亡人数、肢体受伤人数、直接或间接的经济损失是可以统计和估算的，但对人们造成的心理冲击和心理损伤却是难以统计和估量的。我们关注对突发事件的应对和处理的同时，一定不能忽略为与突发事件有关的人或人群提供心理急救。

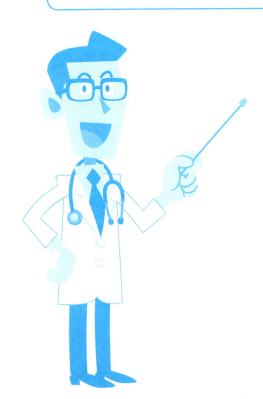

学习目标

熟悉心理危机的概念与特点。
了解心理危机干预的概念及目的。
认知心理救援原则与技术要求。
掌握心理急救的程序与方法。

第八章 心理急救

第一节 心理危机概述

人生总会遭遇各种各样的危机,应该想办法认识它、透析它、战胜它!让你的心灵充满阳光,让你的生活充满希望!

一、心理危机概述

案例

小林与小赵是同班、同寝室的两个女生。小林性格偏内向,因高考成绩突出,第一学期被推选为班长。小赵活泼开朗,爱好广泛,婀娜多姿。小林觉得小赵像美丽的公主,心里总不是滋味。学校举办的读书征文比赛小赵得了二等奖,而小林却榜上无名,故更是嫉妒。

大学的第二个学期,班、团干部调整,小林有意竞选支部书记,却未能如愿,而小赵因工作能力较强、同学关系好以高票当选。为此,小林妒火中烧。有一天她趁上课之机,悄悄溜回寝室盗走了小赵的笔记本电脑,寄回了老家。小赵发现电脑被盗后,立即到学校保卫科报案,不久,水落石出。小林退学了。

小林的嫉妒使自己心理严重失衡,而形成了心理危机。遗憾的是小林没有认识到自己已处于危机状态,也没有及时疏导和寻求帮助。不然,或许不会出现这样的结果。

(一)心理危机的含义

心理危机是指当个体面临突然或重大生活逆遇(如亲人亡故、婚姻破裂等)情况时出现的心理失衡状态。心理危机是一种经历和状态,并非疾病或病理过程。由于对危机的认识和处理方法的差异,个体心理危机的结果一般有四种结局:

(1)没有渡过危机,出现严重的心理障碍。

(2)虽有疏导,但经不住强烈的刺激而自伤、自毁。

(3)虽渡过了危机,但留下心理创伤,对以后的社会适应产生了影响。

(4)顺利渡过危机,提高了处理危机的能力,促进了自我成长。

(二)心理危机的特点

心理危机一般很难直接测定,但可以通过个体或群体的情绪、认知、言行等方面表现出来,其特点如下:

（1）普遍性。每一个个体在不同的人生阶段，都有可能产生心理危机，属于正常现象。

（2）感受性。心理危机是个体对特定事件的一种感受，是超过个人问题解决能力的一种感受。

（3）个体在出现心理危机时，会产生一系列心身反应。例如，生理反应：头痛、失眠等；情绪反应：焦虑、无助、孤独、敏感等；思维方面：理解力下降、迟钝、固执等；认知方面：注意力不集中、只看到负面情况等；行为方面：退缩、逃避、自责、自残等。

（4）心理危机的程度取决于个体对事件的感受和解释，而不取决于事件本身，并不一定与事件的强度成正比，相同的刺激对不同的个体引起的反应是不同的。

（5）心理危机具有"即时"的特点，需要立即得到解决。

心理危机的解决方案可以是"适应性的"，也可以是"非适应性的"。自杀或杀人是心理危机的极端解决方法，是心理危机的极端表现。

（三）心理危机的四种后果

（1）当事人不仅顺利度过危机，而且从危机发展过程中学会了处理危机的新方法，整个人的心理健康水平提高。

（2）危机度过后，当事人通过自己或者他人的帮助，逐渐恢复到危机事件之前的水平。

（3）危机虽已度过，但当事人却在心理上留下一块"伤痕"痛点，适应能力下降，当事人任何生活变化都可能诱发心理危机。

（4）陷入崩溃状态，出现各种精神疾病症状，甚至自残。图8-1所示为心理危机后身心发展的可能性。

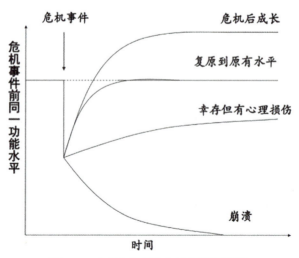

图8-1 心理危机后身心发展的可能性

二、大学生心理危机的识别

（一）大学生心理健康的标准

心理健康与心理不健康之间没有绝对界限，其间有一个广阔的过渡带。心理不健康与有不健康的心理不能等同。心理不健康是指一种持续的不良心理状态，偶然出现的一些不健康的心理和行为不能认为属于心理不健康或心理疾病。

心理健康的状态是一个动态的变化过程，不是固定不变的，随着时间的推移、环境的变化及自身的成长，每个人的心理健康状态都会不断地发生变化。近年来，大学生心理健康问题日益引发社会关注。2021年3月1日，2020版"心理健康蓝皮书"《中国国民心理健康发展报告（2019-2020）》显示：大学生"心理健康状况总体良好，但一定比例的抑郁、焦虑等问题不容忽视""心理健康意识较强，具备一定的心理健康技能，但仍有待提高""利用人际支持是大学生最有效的情绪调控方式"。

大学生心理健康的标准如下：

（1）智力正常，这是大学生心理健康的首要标准。

（2）情绪稳定。情绪稳定的大学生能经常保持积极愉快的心境，热爱生活，善于控制和调节自己的情绪。

（3）意志健全。有坚定的信念和自觉的行动，具有充分的自信心、高度的责任感和使命感，能克服不良习惯，克制不良欲望，抵御不正当诱惑。

（4）意识清醒。能客观正确地评价自己，自主、自强、自律，能促进自我全面发展。

（5）人格统一。有正确的信念体系和世界观、人生观，并以此为核心把需要、动机、兴趣、理想与气质、性格、能力统一起来，和谐发展。

（6）人际关系和谐。能用真诚、宽容、理解、信任的态度与人相处，能正确处理冲突，化解矛盾，处理好竞争与互助的关系。

（7）行为反应适度。精力充沛、勤学多问、积极探索、勇于创新、不断进取。

（8）社会适应能力良好。主动调整自我以积极适应环境，能和社会保持良好的接触，不断调整自己对现实的期待及态度，使自己的思想、目标、行为和社会协调一致（图8-2）。

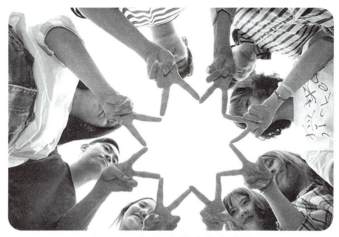

图 8-2　乐观开朗的当代大学生

（二）识别大学生心理危机

识别大学生心理危机可从以下几个方面着手。

1. 是否存在急性心理应激事件

急性心理应激事件包括：

①家庭重大变故：亲人亡故、父母离异、家庭经济出现重大问题等。

②遭遇性危机：被绑架、受到性伤害等。

③个人感情及人际关系受到挫折：如失恋、与同学之间出现情感危机等。

④躯体严重疾病：罹患癌症等绝症。

2. 观察其身心状态及言行

个体出现如下情况须引起高度重视：

①表情异常，如愁眉苦脸、目光呆滞、恍惚；眼露凶光、咬牙切齿等。

②个体有自残现象。

③性格及饮食起居等出现异常变化。

④存在消极言语，如"要把某人干掉"、"活着没意思，不如死了一了百了"等。

⑤行为迟缓，独自一人在河边、楼顶徘徊，写遗书，把贵重物品交给要好的同学，打电话与家人道别或要求与同学见最后一面等。

3. 个人生活史

了解个体过去是否存在自伤、自杀、暴力等行为，家庭经济是否特别困难，是否有严重精神疾病史等。

第八章 心理急救

> 知识链接

应激源与应激反应

1. 应激源

应激源是指对个体有威胁的事件或环境。常见的应激源包括：

（1）生理性应激源，指直接作用于躯体而产生应激反应的刺激物，如病毒、细菌、辐射、化学腐蚀等。

（2）社会性应激源，如生活事件（个人生活中发生重要改变的事件）、生活琐事（日常生活中经常遇到且无法逃避的小事）、环境因素等。

（3）心理性应激源，指来自人们头脑中的紧张性信息，如冲突与挫折等。

（4）文化性应激源，指社会文化环境的改变，如语言、风俗、信仰、社会价值观的变化等。

2. 应激反应

应激反应主要表现在以下几个方面：

（1）生理方面：心率、呼吸加快，出汗，颤抖等，属交感神经机能的唤起。

（2）心理方面：在认知能力上，警觉性、敏感度增高、注意力高度集中，导致反应过度，注意范围狭窄；在情绪上，担心会发生不好的结果（焦虑）、面对危险而感到害怕（恐惧）、因无法应对困境或严重后果而产生无助和无望感（抑郁）等。

(3) 行为方面：逃避、敌对和攻击行为、无助、依赖等，导致社会交往减少、人际关系受损。

（4）综合方面：出现崩溃、延缓性等状况。

第二节 心理危机的自我应对

一、心理危机干预概述

（一）心理危机干预的概念及目的

心理危机干预是指对处在心理危机状态下的人采取明确有效的措施，使之最终战胜危机，恢复心理平衡，重新适应生活。心理危机干预是一个过程，一种方法。一般由专业人员操作。

心理危机干预的主要目的是：避免个体或群体自残或伤及他人；恢复其心理平衡与动力；提高其心理素质。

（二）心理危机的评估与干预程序

通常对危机事件进行系统评估后才可进行危机干预。当危机发生后，对个体或群体心理危机进行评估是必要的。评估主要从生理反应、情绪反应、思维反应、认知反应及行为反应等方面进行，主要确定心理危机的程度。心理危机干预程序一般包括如下四步：

1. 接触

接触干预对象，包括主动求助者等需要帮助的人。

2. 了解

了解当事人个性特征、行为习惯、社会支持系统等，评估其心身反应状况。

3. 目标

有针对性地确定干预目标，干预工作需具体、实用和灵活多变。

4. 实施

根据心理危机干预的基本策略，具体实施干预。

（三）心理危机干预的方式

心理危机干预的方式多种多样，通常有：

（1）面对面的帮助：个别心理干预、集体晤谈等。

（2）电话危机干预。

（3）通过书信、邮件、QQ等进行指导。

（4）以社区为基础的危机干预等。

二、心理危机的有效应对

案例

求助者：小丽，女，大一新生

主诉：焦虑，紧张不安，入睡困难，食欲下降，不能集中精力学习。

个人陈述：在一个月前的一次上课时发呆，被老师点名回答问题，没有听清老师的问

第八章 心理急救

题,个人根据当堂所讲内容猜测回答,同学们听后哄堂大笑,被老师严厉批评,当时感觉十分尴尬,恨不得找个地缝钻进去,羞愧难当。第二天,她走到教室门口就感觉紧张,情绪低落;上课时,注意力分散,学习效率下降。遂求助心理治疗。

当个体产生心理危机时,由于负面心理持续累积或急速累积,个体会处在心理失衡状态,如果不及时进行调适,会出现极端情绪和异常行为,产生严重的后果。通常,个体心理危机的自我调适方法有:

(一)积极自我暗示

自我暗示就是自己通过语言、想象或动作等影响自己心理的过程,使自己的身心机能发生变化,从而缓解心理压力和调整不良情绪。暗示是影响潜意识的一种最有效的方式,它超出人们自身的控制能力,指导着人们的心理、行为。自我暗示的方法简单,易达到心理自助的效果。

自我暗示通常通过默念进行,也有自言自语,在无人处大声对自己呼喊,或将提示语贴在床头、墙上、写在本子上以加强效果。自我暗示尽量在身心放松、专注的状态下进行,运用想象,反复练习。要实现梦想,达成目标,我们可每天给自己成功、积极的暗示。

(二)释放情绪、自我安慰

当自己的委屈、烦恼、忧虑和痛苦等引起不适时,可通过倾诉、哭泣、歌唱、运动、转移情境等形式进行调适,以减轻和释放心理压力,维护心理平衡。

(1)倾诉。可以自己对自己倾诉,如写日记、自己给自己写信、自己给自己发邮件,以倾吐心中的不快,信写了不一定要寄出,可撕掉;也可向家长、老师、好友倾诉。

(2)哭泣、休息或睡觉。在极度悲伤、委屈时,可自己痛哭一场,不一定要强忍眼泪,以使自己趋于平静与轻松。也可睡上一觉,稳定情绪,修养精神。

(3)转移情境或参加剧烈的活动,如参加郊游、听音乐、进行较大运动量的活动及激烈快节奏的喊叫等。

(三)进行放松调节

(1)表情调节法。可到镜子面前对着自己扮鬼脸,以调节心情。

(2)握拳放松法。两手放在腿上或桌上,手心向上,逐渐用力握拳,用尽全力,然后缓缓地松拳,持续数次,有利于身心放松。

(3)呼吸调节。当自己觉得很不开心的时候,闭上眼睛,深吸气,然后把气慢慢呼出来,再深吸气。如此持续几个循环,你会发现自己的呼吸变得平稳,整个人也平静下来了。

（四）控制愤怒情绪

过度愤怒会扰乱人的心绪，努力控制愤怒十分必要。控制愤怒的方法多种多样，例如，愤怒时可数数，1，2，3，4，5，6，7……慢慢数，一直数到不发火，一般数到60以上，有火也就发不起来了。

（五）做心理咨询

当情绪自我无法调节，且严重影响正常的学习、工作、生活时，可进行心理咨询。

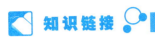

压力反应的一般过程

当人们突然经历创伤、疾病、分娩、事故、灾害等重大压力事件时，在生理、心理和社会层面都会出现压力反应，人们会对这种异于平常的反应和心理活动感到不安。其实，压力反应是人们对突发事件的正常反应，只要处理得当，一段时间后就会逐渐恢复心理健康。另外，一部分事件的间接经历者如耳闻、目睹、参与救援者等也会有不同程度的压力反应。压力反应的一般过程分为震惊期、修复期和重整区三个阶段：

（一）震惊期

震惊期又称惊吓期，通常持续数分钟至24h。受害者突然受到极大刺激，出现以下反应。

（1）身体反应：心跳加快、呼吸加速、血压升高、颤抖、呕吐、腹泻、头晕、哭泣、失语等。

（2）心理反应：恐慌、激动、麻木、愤怒、呆滞、否认。

（3）社会行为反应：失常失控，不合理行为、过度活跃、坐立不安或发呆、退化甚至瘫痪。

（二）修复期

修复期又称恢复期，通常持续数天或数周。修复期可有以下反应：

（1）身体反应：心悸、头痛、胃痛、疲倦等。

（2）心理反应：悲痛、恐惧、愤怒、内疚、自责、否认。

（3）社会行为反应：逃避、退行、失眠、梦魇、孤立。

在经历各种反应的同时，也渐渐接受和学会处理事件带来的各种后果，主动进行心理调节，大部分人会慢慢平复。

（三）重整期

重整期又称恢复期，指数周以后，心理恢复平衡，对自己有更深刻的认识，从发生的事件中得到积极的经验，增强自己应付危机的能力，走出阴霾，投入正常的生活。

以上三个阶段只是压力反应的一般过程，因各人的认知能力、心理健康水平、应对水平和社会支持水平的不同，压力反应的表现也有差异。若这些压力反应持续存在并影响正常生活一个月以上，则应寻求专业人员的帮助。

第三节 心理急救与援助

心理急救就是救心灵，是危机救助不可缺少的一部分。环境变化或重大的意外事件会使人出现心理失衡，而产生思维不清、意志失控、情感紊乱等异常心理，因此，对处于此状态的人们及时进行心理急救，帮助其处理迫在眉睫的问题，使之尽快摆脱困难，恢复心理平衡，从而安全地渡过危机是极为重要的。

一、心理急救概述

案例

小唐来自偏远山区，凭借不懈的努力考入某重点大学。由于小唐不太懂电脑、网络等，在学校与其他同学相比较，很是自卑。即使加倍努力学习，仍成绩平平，拿不到奖学金。巨大的失落使小唐变得消沉、苦闷和抑郁……

（一）心理急救概述

心理急救（PFA）是一种以实证研究为依据的模块化干预方法，可以在灾难和恐怖主义发生之后帮助儿童、青少年、成人和家庭。受灾难或创伤事件影响的个人，无论是幸存者、目击者，还是此类事件的响应者，在事件发生后都可能会为遇到再适应的挑战。PFA 旨在减少由创伤事件引起的初始困扰，并促进短期和长期的适应性功能和应对。PFA 并不假定所有幸存者都会出现严重的精神健康问题或在康复方面遇到长期困难，但是灾难幸存者和受此类事件影响的其他人会经历广泛的早期反应，包括身体、心理、行为、精神等方面。

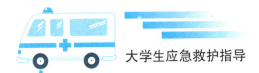

这些反应中的一些反应会引起相当程度的困扰,以至于令个体无法有效地应对当前的处境,而富有同情心和热情的灾难响应者的支持可能有助于这些个体恢复适应能力。

(二)心理急救核心行动

心理急救核心行动是在事件发生后数天或数周内提供早期帮助。核心技能旨在帮助解决幸存者和响应者的需求和疑虑。急救提供者应具有灵活性,并遵循幸存者的具体需求和关切的事情。PFA专为在各种环境中实施而设计,例如精神卫生和其他救灾人员可在针对普通人的收容所、特殊需要收容所、野战医院和医疗分诊区、急救设施(例如急诊室)、中转区或急救中心提供心理急救。其他救援人员也可以在紧急行动中心、危机热线或心理援助热线、灾难援助服务中心、家庭接待和援助中心、企业和其他社区环境中实施心理急救。PFA的八个核心行动包括:

(1)接触和参与:响应幸存者发起的接触,或以非侵入、富有同情心和有益的方式发起接触。

(2)安全和舒适:增强即时和持续的安全性,并提供身体和情感上的舒适感。

(3)稳定(如果需要):使情绪不堪重负或迷失方向的幸存者保持镇定和定向感。

(4)收集有关当前需求和疑虑的信息:确定当前的需求和疑虑,收集更多信息并制定心理急救干预措施。

(5)实际的帮助:为幸存者提供实际帮助,以解决眼前的需求和关切。

(6)与社会支持的联系:帮助与主要支持人员和其他支持来源(包括家庭成员、朋友和社区帮助资源)建立简短或持续的联系。

(7)有效应对的信息:提供有关压力反应和应对的信息,以减少压力并促进适应性功能。

(8)与协作服务的链接:将幸存者与当时或将来所需的可用服务链接起来。

二、心理急救的基本原则和措施

当个体或群体因突发事件而致心理严重失衡时,要注意心理急救与干预的程序和技巧,以免事与愿违,加剧其心理失衡的程度。

案例

学校附近的公寓楼发生火灾,被疏散的人群正在围观消防队员灭火,大一学生小玲也在人群中。突然,小玲注意到身旁的一个妇女眼含泪花,异样地注视着被大火吞噬的公寓

第八章 心理急救

楼，脚下不稳，前后摇摆。小玲赶紧扶住她，且知道这位妇女现在最需要心理急救，但自己除了安慰一下外，不知道该怎么办。

（一）心理急救的原则与措施

实践证明，心理急救是可以接受的、行之有效的干预措施，可以由未受过专业心理健康培训的志愿者对突发事件中的人员进行心理急救。其原则和措施如下：

1. 建立关系

与心理急救的对象（受助人）建立关系，如自我介绍。

2. 帮受助人获得安全

密切注意自己周围的环境，进入现场前要确保安全，将受助人带到安全的地方。可以告诉受助人：可以拒绝同记者或其他人说话，并帮助其遵守紧急指示。

3. 友好、镇定、富于同情心

表现出耐心和同情。尊重受助人，有节有礼，用镇定的语调讲话。

4. 满足受助人的基本需求

提供或引导受助人去安全的地方（如避难所）寻找水和食物，劝其休息，并确认他们是否跟家人或朋友在一起。必要时，要引导受助人去寻求专业的心理危机干预服务。

5. 倾听

让受助人讲述他（她）的经历，并运用技巧积极倾听，但不要强迫受助人说话，不要妄加评论。

6. 给予安慰

努力使受助人放心，让其知道他们现在的感觉和想法是完全可以理解的，不做虚假的保证与承诺。

7. 给予鼓励

鼓励受助人积极面对现实，避免消极的态度。

8. 帮受助人联系熟人

帮助受助人找到电话，或提供其他的联系方式（如qq、email等），鼓励其与家人、亲戚及朋友取得联系。鼓励受助人与在现场的福利机构等联系。

9. 提供准确的信息

对受助人提供相关事件的有用信息，包括失踪人员的情况、资源及日后有情感或情绪问题时求助的方法及途径。但给出信息前，一定要核实信息的准确性。尽量回答受助人提

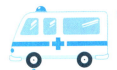

出的问题，必要时，澄清问题并重复你说过的话。同时要提供事件压力反应的信息，以疏导其对事件的反应。

10. 帮助受助人寻求专业的心理危机干预服务

要提前了解如何联系心理危机干预专家及心理支持机构。在确保受助人已经获得了尽可能的支持和帮助的情况下，受助人表现出伤害自己或他人的想法、意图；压力反应极端，较之前没有好转，或继续恶化；刚失去深爱的人，自己或自己关心的人身受重伤，或行踪不明等情况时，要及时将受助人转介。

11. 结束谈话

询问对方是否还有其他需要，并给受助人留下电话或其他的联系方式。

（二）心理急救的注意事项

在对受助人进行心理急救时，要注意以下几点：

（1）要宽容，对所有人一视同仁，尊重每一个人。

（2）尊重他人隐私，遵守保密原则。

（3）必要时寻求帮助。

三、心理救援概述

案例

大二学生小刘说："我在高中时可以说是年级里的佼佼者；到了大学里，好像成了巨人堆里的矮子，人人都比我强，常担心考试考不好。学哥学姐们还说：要过级，要多拿证书，要考研。快到期末考试了，我上课也不能集中精力，书也看不下去，不知该怎么办？"

心理援助是对重大生活压力事件的当事人提供有效的紧急心理支持，帮助其重建和恢复心理平衡。心理援助是应急救护的重要组成部分，是最基础的精神卫生服务。为开展有效的心理援助，应急救护人员应了解压力反应的表现，心理救援的原则，以及其基本技术和要求。

（一）心理救援原则

1. 心理援助不是治病

人们突然遭遇重大压力事件时，会出现一系列压力反应。这是正常人的正常反应，每个人都会有不同程度的反应。这种反应是暂时性的，通过有效应对会自然平复，而不是一

第八章　心理急救

种严重心理问题和心理疾病。所以，心理援助不是治病，不是针对严重心理问题或心理疾病患者的心理治疗，而是给予受助者温暖的陪伴和支持，以帮助他更有效地应对困难，平安度过困难时期。

2. 心理援助应贯穿应急救护全过程

心理援助是应急救护的重要组成部分，是应急救护的内容和方法之一，应该贯穿于应急救护全过程。心理援助可以针对心理创伤的受助者，更多时候是救护人员在提供维护生命、减轻伤病的生理救援同时，始终能敏锐地观察到受助者的心理状态和反应，并及时主动地采取相应的心理支持，以减轻心理伤害。

3. 整合资源，提供社会支持水平是心理援助的重要方面

危机事件发生后，受害者可能面临身体伤痛、生命危险、流离失所、亲人失联、生活秩序严重破坏等。这些情况不仅会影响受助者的心理应对水平，还会成为新的叠加压力源，加重心理创伤，所以要全面做好心理救援，必须及时提供医疗救援和安全保障；帮助快速恢复基本的生活秩序，如安全的生活学习空间、足够的生活必需品、力所能及的工作等；帮助受害者与家人团聚，和亲友联系，得到亲友乃至整个社会的理解、支持、同情和关心帮助。

（二）基本技术和要求

1. 尊重

每个人都有自己的价值观、人格、不同的压力反应表现，尊重意味着信任对方、全然接纳和无条件地积极关注，从而创造一个安全、温暖的氛围，让受助者感觉自己被尊重、被接纳，从而建立平等的关系，可以自由地表达自己。

2. 同理心

把自己放在受助者的位置和处境上来感受他的喜怒哀乐，即设身处地、感同身受、通情达理，明白对方在事件中的感受和心理需求，并通过言语和其他方式传达给对方。同理心能让受助者感觉自己真正被理解、被接纳，感到温暖，并促进自我探索和表达。

3. 真诚

真诚是基于内心对受助者充满关切和爱护的自然流露，是真心关怀、热心助人的自然表达。救护人员的真诚关心是受助者最大的心理支持。

4. 陪伴

陪伴是心理救援最基本的方法之一，陪伴不仅是身体在旁，更是心在一起，让受助者感到并非自己孤单地面对困境，而是有依靠和支持的力量。陪伴时还可以有适当的身体接

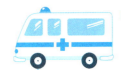

触，如握手、拍肩、搀扶、抚摸、拥抱，但要考虑到不同性别、年龄、文化背景等恰当地自然应用。

5. 倾听

倾听不仅仅是用耳朵听，更重要的是用心听，去设身处地感受。不但听懂言语、神情、语气、动作所表达的意思，也要善于理解言外之意、弦外之音；倾听还要参与和做出适当的反应，如身体前倾、目光接触、微笑、点头和用"嗯""是的""然后呢"等言语交流，同时体验他们的思想和感受，并给予恰如其分的反馈。倾听是专注、用心地听、感受并表示理解和接纳，鼓励受助者更加开放自己、表达自己。

6. 鼓励抒发情绪

事件引发受害者心理失衡，表现出悲伤、内疚、震惊、害怕、紧张、无助等情绪，要提供合适的空间和舒适的氛围，鼓励他们自然抒发和表达，不要阻止哭泣、诉说，用心聆听，不要干扰和转移话题，不要急于下结论和判断，也不要追问他们经历的详细情况，以免在描述过程中再次受创。

7. 照顾

提供基本身心照顾和社会支持，如及时的生理救护以保护生命，满足基本的生理需求，安全的空间环境，陪伴和安慰，生活帮助，帮忙联系亲友，提供资讯等。

8. 转介

由于受害者心理创伤反应程度各异和救护人员自身局限性影响，心理援助人员不能解决所有人的所有心理问题，当遇到可能严重的或异常的心理反应，应及时转介给专业人员。如：持续情绪过激；过度活跃，动作失控；呆滞、麻木、瘫痪；没有逻辑的胡言乱语；持续失忆；持续失眠；持续退缩、抑郁；有自杀倾向；其他任何救助者觉得难以应对的情况。

四、危机事件压力报告法

案例

心理急救示例

场景：

洪水和泥石流让许多家庭流离失所。在临时避难所里，你看到一个小孩在大哭，周围没有家长。

第八章 心理急救

心理急救措施：

◆ 建立关系。蹲下与孩子的眼睛平行，可说："小朋友，你叫什么名字？我来帮你寻找家人好吗？"

◆ 帮受助人获得安全。"在这里你是安全的，我们会保证洪水不会伤害到你。"

◆ 友好、镇定、富于同情心。镇静地表现出同情，可说："这个地方有些大，有时候很难找到附近的路。"

◆ 满足受助人的基本需求。用毛巾或纸巾擦干孩子的眼泪，帮助他平静下来。可问："小朋友，现在你需要什么吗？"但尽量不要给孩子任何东西吃，以防食物过敏。

◆ 倾听。尽量让孩子说话，可说："谁和你一起来到这里的？"以便了解其相关情况，帮他重新联系上亲人。

◆ 给予安慰。努力使对方放心，可说："我会帮你找到你的家人的。"

◆ 给予鼓励。"你平时喜欢玩儿什么？"可逐步进行疏导。

◆ 帮受助人联系熟人。必须和孩子在一起，直到找到他的家人。若你让别人帮孩子找家人，在把孩子交给他前要和孩子在一起待几分钟。

◆ 提供准确的信息。"可以安全离开避难所时，他们会通知我们的。"

◆ 帮助受助人寻求专业的心理危机干预服务。一旦联系上家人，要确定是否需要采取进一步行动，如转介。

◆ 结束谈话。"我很高兴和你找到你的家人。如果你有其他需要，就来找我。"

（一）危机事件压力报告法

危机事件压力报告(CISD)法，又称集体晤谈或严重事件晤谈，是一种通过系统地、以小组为单位相互交谈的形式来减轻危机事件压力的方法。它是为危机事件当事人提供的一种心理服务与心理支持，并不是正式的心理治疗。

（二）危机事件压力报告法的实施

危机事件发生后的 24～48h 是实施 CISD 的理想时间。危机事件发生 24h 内，当事人的思维和情绪通常处于麻木、震惊状态，一般不宜进行 CISD；而危机事件发生 6 周后再进行 CISD, 通常效果甚微。危机事件压力报告法一般有如下六个阶段：

1. 相互介绍

主要目的是通过简单的相互介绍过程消除人与人之间的交流障碍，增进小组人员之间的可信任度。首先由指导者进行自我介绍，并介绍 CISD 的活动规则（如时间为 2~3h、自由发言、谈话等）、保密问题等。然后，小组成员作自我介绍，介绍可以是轮流式、女士优先式、双人合作式等多种方式。双人合作式指相邻的两个人彼此介绍自己的情况，或介绍常带在身上的一个东西，然后每人依次发言相互介绍。介绍不能太冗长，指导者在这个过程中的重要作用是调节气氛，排除交流障碍。

2. **事件陈述**

对现实情况不清楚是人们产生各种焦虑的重要原因之一。这一阶段主要目的是还原过程，理清事实。每个成员都要发言，通过大家的不同叙述，理出事件的头绪，使其感到整个事件真相大白。指导者要进行适当的询问或追问，但不能过于追究细节；要用温柔的语调，始终保持微笑；要尽可能使用封闭式的问题，问题越明确越好；尽可能使用积极的语言和技巧，吸引大家的注意力，促使陈述者识别和表达情感。

3. **交流感受**

主要目的是帮助小组成员说出自己的感受，形成小组成员之间的共感，使其意识到面对危机事件所产生的各种反应是每个人都会有的正常心理反应。指导者要运用询问技巧，详细询问小组成员在事件发生过程中的几个关键时间的有关感受。指导者不要过分地赞扬别人，这样会使人感到不可信。这一阶段特别要注意场面的控制，避免情绪失控，以确保危机干预的持续进行。

4. **面对症状**

主要目的是帮助小组成员面对自己所产生的应激反应综合症状，如易发脾气、失眠、注意力难以集中、危机事件情景不断在脑中闪现、记忆力减退等，理解症状出现的主要原因及对自己产生了什么影响，生活有何改变。指导者对小组成员进行描述引导、体验引导和讨论引导，如可询问危机事件过程中当事人的不寻常体验等。

5. **辅导与支持**

目的在于帮助小组成员从科学的角度认识自己所产生的各种应激反应，重新调整对应激反应的认识，调整心态。指导者运用事前准备好的有关资料向小组成员作与危机事件相关知识的介绍，并注入积极因素，予以启发和指导。例如，给出减轻应激的策略及调适的方法；正常的反应和症状的自我识别；提醒可能并存的问题；提供进一步服务的信息等。介绍方式要灵活机动，不必面面俱到，重点及关键点要突出。

6. **总结与恢复**

此阶段的目的在于进一步梳理清楚小组晤谈过程中所产生的共同认识，帮助小组成员

第八章 心理急救

达成共识，形成可实施的改变自己的行动计划；进一步帮助小组成员建立自信心，重申应激反应的共性与正常性，建立相互支持的意识和相互合作的渠道。指导者与小组的每一个成员之间要建立承诺；指导者的承诺以随时提供心理支持为主，小组成员的承诺以实施自我调节行动计划为主。

六个阶段的活动过程通常需要 2～3h。在此过程中，指导者要主动安排休息，可为小组成员准备水、饮料及点心等。结束后的第二周或数周后要进行随访。

（三）紧急情况的鉴别

在对受助人进行心理急救时，要注意对紧急情况的鉴别。如果受助人出现以下任意一种情况，救援人员应立即通报上级和心理援助机构。如果无法与上级或心理援助机构沟通，并且确信受助人处在危险的状态下，应立即拨打110。

（1）受助人有威胁伤害自己或他人的言行。

（2）按照心理急救的原则和措施，已满足受助人的需求之后，其仍然无法镇静下来。

（3）受助人由于用药、酗酒而举止反常，判断能力失常。

（4）受助人行动慌乱，无方向感，言行与现实情景背离，可能最终伤害到自己或他人。

思考练习

1. 生活中几乎每个人都会遭遇心理危机。请叙述你曾遭遇过的心理危机，你是如何应对的？现在是否还存在？对你产生了什么影响？

2. 选择两位同学作为心理危机的对象进行识别与分析。

3. 请结合你在生活中遭遇的意外事件的经历，说明心理急救及其重要性。

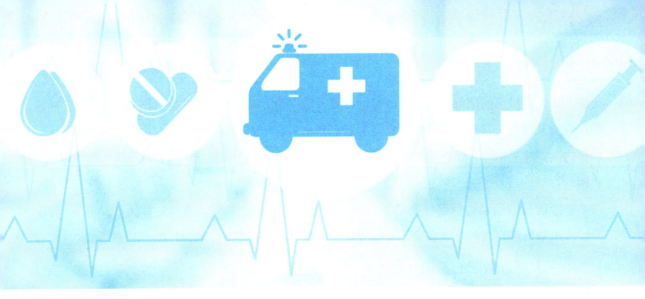

附 录

附录一　配置应急包

面对重大自然灾害和意外伤害，生命是脆弱的，所以配备应急包是非常必要的。

（一）物品清单

1．应急食品

（1）干粮：饼干、方便面与面包等（定期更换）。

（2）饮用水：桶装水、瓶装水（定期更换）。

（3）罐装食品（定期更换）。

2．应急药品

（1）外用药：碘伏、酒精、烫伤药膏、眼药水、消炎粉、创可贴。冬天：防冻膏。

（2）内服药：退热片、保心丸、止痛片、云南白药、止泻药、抗生素。夏天：人丹、藿香正气水等。

（3）医用材料：三角巾、止血带、绷带、胶布、剪刀、乙醇（酒精）、棉球、体温计。

3．应急器具

（1）安全帽、安全带、逃生绳、氧气袋等。

（2）锤子、钳子、螺丝刀、灭火器。

（3）应急照明灯、手电筒。

（4）手机、无线收音机。

（5）火柴、打火机、塑料布。

（二）保存与更新应急包

（1）将罐头食品置于干燥、阴凉处。

（2）将食品储藏在密封袋或罐内。

（3）留意保质期，注意更新。

（4）每6个月更新一次应急包中的食品和水。

（5）选择易搬运的塑料箱、背包或露营包作为应急包。

（三）根据所处环境配备应急包

（1）住宅区：物品齐全，可供全家用3～7天。

（2）工作地：主要准备食物和水以及手电筒。

（3）私家车：主要准备食物、水、医疗急救箱、手电筒等。

附录二　遇险求生技能

当遇到危险时，应保持积极乐观的心态，既沉着冷静，又快速反应，以尽快脱离险境。

（一）人类生存的基本条件

（1）人类生存的基本条件是空气、饮水、食品和基本生存空间。

（2）如果没有空气，人只能存活几分钟。

（3）如果没有水，人一般可以存活7天。

（4）如果没有食品，靠自身的营养储备，只要有空气、饮水，人可以存活15天左右。

（5）为了生存，人至少要有能让头和手脚自由活动的空间，否则也无法生存。

（二）在绝境中怎样寻求空气？

（1）人处于绝境，一旦清醒，要慢慢活动头和四肢，清理口鼻、面部的泥沙，以获得自由活动的空间和呼吸的条件。

（2）设法清除身边的泥土和障碍物，力求扩大自由活动和呼吸的空间。

（3）不要乱喊乱叫焦躁不安，要尽量减少氧气的消耗。

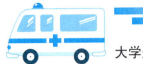

（4）当感觉憋气时，可寻找周围缝隙并贴近呼吸。有光的缝隙是较好的空气来源通道。

（三）怎样保护密闭房间的呼吸环境

（1）当被毒气、烟火包围时，可以集中保护一个密闭房间，隔离毒气、烟火和高温。

（2）清除房内的有毒有害物品，加强房间的气密性、坚固性、耐热性和耐燃性。

（3）注意收集饮用水、食品。

（4）保持冷静，不点明火，减少室内氧气的消耗。

（5）向外发出求救信息。

（6）保持卫生，收集、封存带异味的物质。

（四）怎样撤离缺氧场所

（1）先用水湿、尿湿的纺织物捂住口鼻，采取低姿或匍匐动作，认准方向，向出口处快速移动。

（2）也可憋足一口气，低着身子，向出口处奔跑，以逃离缺氧场所。

（五）怎样在缺水的环境中生存

（1）正常情况下，体重 60 千克的健康人，每天约需 2.5 升水。在失去饮用水源时，要设法保护现有饮水不受污染，忍耐干渴，每次仅用水润湿口腔、咽喉，减少水的消耗。

（2）多吃以碳水化合物为主的蔬菜、瓜果及根叶类食品。

（3）如干渴难忍，还可用舌贴地、墙等办法吸潮解渴。

（4）尿液过滤饮用。在饮水困难时，尿液可以应急解渴。

（六）怎样从污水中制取饮用水

（1）在战争、自然灾害或者遭受人为破坏，清洁水受到严重污染不能直接饮用时，可以将污水盛入桶中，再放一定量的消毒片、明矾等，经搅拌、过滤后饮用。

（2）可用砸碎的仙人掌、霸王鞭等植物作为清洁剂。注意过滤后的水要无怪味、无气泡、无颜色方可饮用。

（七）野外生存锦囊

（1）野外生存前应备好应急工具。如通信工具、手电筒、指北针、求生刀具、越野小型组合工具、手表、求生哨、帐篷、睡袋和防潮垫、生火工具、水壶、望远工具、照相机、背囊、绳索以及常用食品、药品等。

（2）利用自然特征判定方向。可利用标杆、北极星等辨别方向。在野外迷失方向时，切勿惊慌失措，要立即停下来，冷静地回忆走过的道路，想办法按照一切可能利用的标志重新判定方向。

（3）采捕食物，获取饮用水，保证充足的体力。野外生存时，获取食物的途径主要有两种：一种是采集野生植物，另一种是猎捕野生动物。获取饮用水的途径通常有两个：一是挖地下水，二是净化地面水。

（4）扎营。扎营前要准备好帐篷，有条件的可以准备睡袋。应在远离野兽的地方最好是在山顶扎营，不应在大峡谷和河边扎营。

参考文献

[1] 胡爱招. 应急救护 [M]. 镇江：浙江大学出版社，2020.

[2] 贺湖，李婷，凌云志. 守护生命的宝典——大学生应急救护指要 [M]. 长沙：中南大学出版社，2019.

[3] 武汉红十字会. 应急救护培训教程 [M]. 武汉：华中科技大学出版社，2018.

[4] 秦婧妍，陈晓梦，张婉璐. 突发事件应对与安全教育 [M]. 镇江：江苏大学出版社，2017.

[5] 蔚百彦. 实用院前急救学 [M]. 2版. 西安：西安交通大学出版社，2012.

[6] 童开妙. 大学生应急救护读本 [M]. 北京：机械工业出版社，2012.

[7] 李春盛. 家庭急救 [M]. 北京：科学出版社，2010.